LA NAISSANCE DE LA MÉDECINE OPÉRATOIRE EN OCCIDENT

De Hammourabi au concile de Latran

Médecine à travers les siècles

Collection dirigée par le Docteur Xavier Riaud

L'objectif de cette collection est de constituer « une histoire grand public » de la médecine ainsi que de ses acteurs plus ou moins connus, de l'Antiquité à nos jours.
Si elle se veut un hommage à ceux qui ont contribué au progrès de l'humanité, elle ne néglige pas pour autant les zones d'ombre ou les dérives de la science médicale.
C'est en ce sens que – conformément à ce que devrait être l'enseignement de l'histoire –, elle ambitionne une « vision globale » et non partielle ou partiale comme cela est trop souvent le cas.

Dernières parutions

Patrice PINET, *Les philosophes, la maladie et la médecine de Hegel à Michel Foucault*, 2021.
Patrice PINET, *Les philosophes, la maladie et la médecine d'Epicure à David Hume*, 2021.
Jacques VASSAULT, *Contribution à l'histoire de l'asile d'aliénés d'Évreux. Tome III : Les comportements*, 2021.
Michel A. GERMAIN, *La reconstruction du nez. Une longue histoire chirurgicale*, 2021.
Lauriane BAUMANN, *Étude de soldats de la Première Guerre mondiale inhumés à Spincourt. Estimation du sexe, de l'âge et état bucco-dentaire*, 2021.
Philippe MARRE (sous la dir. du président), *L'Académie Nationale de Chirurgie au service de l'histoire. Séances solennelles : articles et conférences*, 2021.
Françoise GUILLON-METZ, Mélanie GUERIN-BOYER, *Louis XIV un souverain diabétique, ou De Regis Gallicorum re medica*, 2021.
Xavier RIAUD, *Petit manuel historique de l'odontologie du sport*, 2021.
Michel A. GERMAIN, *Médecines antiques des Romains et des Germains. Confrontation et analyse*, 2021.
Ali HAMDAN, *De la médecine coloniale à la santé communautaire au Sénégal*, 2020.

Frédéric Dubrana

LA NAISSANCE DE LA MÉDECINE OPÉRATOIRE EN OCCIDENT

De Hammourabi au concile de Latran

Préface de Dominique Le Nen

L'Harmattan

Du même auteur

Luxation congénitale de la hanche.
Aspect anthropologique historique et médical,
F. Dubrana, Ch. Lefèvre, B. Fenoll, D. Le Nen,
Sauramps Médical, Montpellier, 1998.

Cahiers du Cercle Nicolas Andry : *Collection : T1-T11*,
Sauramps Médical, Montpellier, 2007-2021.

Les boiteux : mythes, génétique et chirurgie,
L'Harmattan, Paris, 2011.

L'expérience chirurgicale :
De la vivisection... à l'expérimentation,
L'Harmattan, Paris, 2014.

5-7, rue de l'Ecole-Polytechnique, 75005 Paris
http://www.editions-harmattan.fr
ISBN : 978-2-343-24563-8
EAN : 9782343245638

Préface

En évoquant la médecine opératoire, Frédéric Dubrana remonte dans le premier tome de son essai aux balbutiements d'un concept qui a vu le jour il y a quelques millénaires, en retournant avec passion sur les traces les plus anciennes de cette partie de la médecine qui associe les mains à la pensée. Ses réflexions philosophiques sur les origines de la « médecine opératoire » révèlent toute la problématique et l'ambiguïté de sa définition, de son acceptation — ou non — culturelle, religieuse, du contexte dont s'est nourrie sa pratique. La médecine opératoire est la partie « active » de l'art médical, celle qui agit, et dont les risques sont tels que des résistances voire des condamnations, mais aussi des tentatives de codifications de sa pratique ont balisé son exercice et ont échelonné son parcours, tout au long de l'Histoire.

Un des freins au développement d'une médecine opératoire efficiente fut la méconnaissance et par conséquent l'absence d'enseignement et de transmission de l'anatomie humaine. Cela s'explique par : le respect que suscitait le corps humain dans un contexte d'ignorance ; la notion religieuse d'impureté des morts[1]; une certaine éclipse chirurgicale au Moyen Âge, en rapport avec l'interdiction de profaner le corps humain chez catholiques et musulmans — de plus, l'Église détenait le savoir (sciences, art…) et la toute-puissance — ; enfin, l'anatomie n'était pas considérée comme une science fondamentale. Et pourtant, dès l'aube de l'humanité, il faut bien reconnaître que la curiosité de l'homme pour son propre

---

[1]La Bible. Ancien et nouveau testament. Éd. Alliance biblique universelle, 1983, p. 181 (Bible Nombre 19. 11.Quiconque touche un cadavre humain est impur pour une semaine. 12. Le troisième et le septième jour, il doit s'asperger avec de l'eau de purification et il sera pur.)

corps a toujours existé, au point de conduire à Alexandrie, sous l'ère des Ptolémées, trois siècles avant J.-C., deux médecins, Hérophile et Erasistrate, à disséquer des êtres vivants ; Frédéric Dubrana rappelle que Celse, au premier siècle, prônait la dissection du cadavre afin de connaître le siège et la disposition des organes. C'est sans aucun doute par respect du corps humain, le corps « divin » de Galien, que l'anatomie humaine ne fut, pendant quasiment dix siècles, qu'une extrapolation de l'anatomie animale — animal dont l'anatomie selon Aristote ne différait de celle de l'homme que par des points de détails. Il a fallu attendre véritablement le XIIIe siècle pour assister aux prémices de l'autopsie et à de la dissection plus ou moins « officialisées ». Mais il restait encore un long chemin à parcourir avant que les Hommes de science établissent un lien entre anatomie et organe malade, entre organe malade et symptôme(s) au XVIIIe siècle, à une époque très proche de la nôtre, à l'échelle de l'Histoire.

En préambule, replaçons l'ouvrage de Frédéric Dubrana dans le contexte de la médecine opératoire de l'Antiquité. L'inconnaissance du corps humain et de sa physiologie a cantonné le thérapeute — quelle qu'en fût sa compétence — à des actes essentiellement externes : soins de plaies, réductions de fractures, cures de « caries » osseuses, extractions dentaires et de corps étrangers. En effet, le saignement, non contrôlable d'une plaie grave, conduisait de même qu'une infection majeure, à la mort ou à des séquelles sérieuses ; la douleur devait être supportée, tant par le patient chez qui le praticien intervenait que le praticien lui-même qui devait endurer les cris, en l'absence d'anesthésie. Ces facteurs ont rendu pratiquement impossible tout geste majeur, notamment ceux requérant le franchissement de la barrière cutanée ; pourtant, c'est avec courage — ou inconscience ? — que furent pratiqués des gestes « agressifs » tels la trépanation, un des premiers actes chirurgicaux réalisés, sinon le premier, les amputations de membres, la cure de la cataracte, voire, comme le rapporta Celse, au 1er siècle après J.-C., l'opération de la taille, c'est-à-dire l'extraction de calcul dans la vessie.

Ainsi, soigner dans l'Antiquité, sans cadre réel, relevait d'une grande responsabilité et faisait intervenir en dehors des gestes « externes » autant l'intuition que des remèdes, à partir de plantes ; la médecine reposait sur la magie, la maladie relevait de châtiments infligés par des dieux, des démons, une médecine « expiatoire » dont les traitements reposaient sur des remèdes parfois abjects, pratiqués par des sorciers, des religieux, des guérisseurs ou des magiciens, selon les cultures. La théorie des quatre humeurs — sang, pituite, bile jaune, atrabile — correspondant aux quatre éléments — le feu, l'air, la terre, l'eau —, et déterminant selon leur prédominance quatre tempéraments fondamentaux, a longtemps « pollué » l'esprit des médecins. De même la théorie des causes finales — Aristote et Galien —, les références à la cosmologie, l'Homme — le microcosme — étant un élément de l'univers — le macrocosme — étaient autant de concepts pour évoquer l'Homme en pleine santé, pour expliquer aussi ses maladies.

Comme l'écrit Frédéric Dubrana, c'est probablement à Hammourabi que l'on doit les premières tentatives pour encadrer l'acte de pratiquer sur autrui. Cette médecine a été régie par des règles, un code judiciaire où semblait naître la notion de bonne pratique — et donc de mauvaise —, une médecine, je cite, « factuelle et ontologique ». Au fil de son ouvrage, Frédéric étaye son propos par l'évocation d'illustres noms, qui appartiennent à notre héritage commun, tant de la médecine que de la chirurgie. Ces auteurs, Hippocrate, Celse, Galien, Paul d'Égine, Abulcassis, Mondeville pour ne citer que les plus célèbres, au travers d'écrits parvenus jusqu'à nous, quand la majorité certainement s'est perdue, ont posé les bases d'une médecine opératoire qui traversa le temps et les époques houleuses de l'Antiquité et du Moyen Âge, de l'Europe au monde arabo-musulman, du monde arabo-musulman à l'Europe, en s'infiltrant dans les rouages des langues et des traductions.

Ainsi, de Hammourabi à Henri de Mondeville, Frédéric Dubrana, avec son talent d'auteur éprouvé, son expertise philosophique et chirurgicale, sa générosité dans l'écriture, invite le lecteur à une aventure passionnante, non pas dans le corps humain, dont les « pièces », l'agencement véritable et le « fonctionnement » furent longtemps ignorés, mais un retour dans la machine du temps autour de ce concept de médecine opératoire qui progressa, et progresse toujours, entre les mains de ses héritiers, les chirurgiens et les « praticiens usagés des blocs opératoires ». C'est aux origines de notre médecine opératoire que Frédéric Dubrana nous convie à partager les réflexions et théories de philosophes dont il a véritablement « disséqué » les écrits, faisant parfois découvrir des documents et des passages inédits. La médecine opératoire, qui donna naissance à la chirurgie, séquencée de nos jours selon les organes ou les systèmes, se doit d'intégrer une approche éthique, respectueuse du patient, l'Homme dans sa dimension holistique, dans sa relation avec le monde, les codes et les règles qui régissent sa place dans la société ; sans omettre la place implicite de l'empathie et de l'humanisme, ciment de la relation avec le patient, qui bouscule l'idée que l'Homme ne serait réduit qu'à une simple juxtaposition d'organes.

Dominique Le Nen[2]

---

[2] Dominique Le Nen est Professeur des Universités et Chirurgien des hôpitaux au CHU de Brest. Docteur en Épistémologie, Histoire des sciences et techniques, il a consacré de multiples conférences, des articles et plusieurs ouvrages à la thématique « sciences et art ».

Avant-propos

La médecine opératoire porte en elle une valeur humaine inaliénable : la préoccupation de l'autre. C'est une des caractéristiques que l'homme partage avec d'autres espèces. Toutefois, la médecine opératoire n'est pas une connaissance instinctive, elle n'est pas le corollaire humain à l'épouillage, le toilettage et le léchage animalier, car elle s'apprend, se transmet, s'améliore... Cet apprentissage fait qu'elle apparaît dès son origine comme une science, certes une science empirique au sens Bernardien du terme, une science se focalisant sur l'organe et non sur les mécanismes.

Le développement de la chirurgie s'est fait en deux étapes :

- La naissance de la médecine opératoire qui s'étend de la période mésopotamienne et se termine vers le Concile de Latran ;
- Puis l'émergence du concept *chirurgical* que nous aborderons dans un deuxième tome.

J'ai divisé ce livre en sept chapitres, à la fin des six premières parties le lecteur pressé trouvera une synthèse des idées.

En postface, j'ai rajouté deux textes écrits à l'occasion de colloques chirurgicaux. Ces textes n'ont pas de prétentions historiques, mais ils éclairent l'origine du livre. Ce sont des réflexions, des cartes postales, d'un instant passé, d'un moment aimé.

1. Le Code d'Hammourabi

1.1 Le code

Hammourabi le roi de Babylone (1792-1750 av. J.-C.) a fait graver les lois qui régissaient son peuple sur une stèle de diorite qui est conservée au Musée du Louvre. Ce texte a été découvert à Suse en 1901 par M. de Morgan. Les paragraphes ayant trait aux médecins, barbiers et vétérinaires ont été traduits la première fois par l'abbé Scheil puis publiés en 1906 dans La Loi de Hammourabi[3].

Ce code est le plus ancien document médical connu se rapportant à la médecine opératoire. Il est antérieur aux papyrus médicaux provenant de la haute Égypte intéressant la médecine opératoire : le papyrus d'Edwin Smith (1650 av. J.-C.) et celui de Georg Ebers (1553-1550 av. J.-C.).

Qu'est-ce que le code ? Les juristes estiment qu'il s'agit d'un recueil législatif, destiné à être appliqué, mais le code est aussi le fruit de l'activité judiciaire du roi. Ce qui est sûr c'est que le texte s'appuie sur une tradition pluriséculaire, il existe en effet des codes plus anciens qui l'ont inspiré comme le code *d'Ur Namma*. Le Code d'Hammourabi fut reproduit sur d'autres stèles en témoignent des fragments de stèles de basalte qui furent découverts à Suse en même temps. On peut penser qu'il était présent dans toutes les villes importantes du royaume afin d'y faire appliquer la loi. Il existe plus de 50 copies sur argile, témoignant de la diffusion littéraire de ce texte, son utilisation s'échelonne de l'époque paléobaby-

---

[3] La Loi de Hammourabi. V Scheil. Éd. Ernest Leroux. Troisième édition. Paris, 1906

lonienne à l'époque babylonienne récente.[4] L'œuvre de Hammourabi connut une large circulation dans l'Antiquité et fut étudiée pendant quatorze siècles. De nombreux passages connurent à travers les siècles une certaine continuité. Ce code influença d'autres recueils et ouvrages juridiques, notamment les lois néo-babyloniennes de Nabuchodonosor II qui s'en inspira mille ans plus tard. Dans le code de l'alliance remis à Moise sur le mont Sinaï, on trouve une formulation casuistique qui n'est pas sans rappelée le Code d'Hammourabi et plusieurs thèmes sont récurrents comme la loi du Talion :

« Hammourabi. 196-200. Si un homme a crevé l'œil d'un homme libre, on lui crèvera un œil… Si un homme a fait tomber les dents d'un homme de même condition que lui, on fera tomber ses dents. »[5]

Dans l'exode on peut lire : « Exode 21,23, 25. Tu paieras vie pour vie, œil pour œil, dent pour dent, main pour main, pied pour pied. »[6] Les paragraphes ayant trait aux médecins, barbiers et vétérinaires sont inscrits sur les colonnes 18 et 19. C'est le plus ancien document médical connu se rapportant à la médecine opératoire :

« 215 — Si un médecin a traité un homme d'une plaie grave avec le poinçon de bronze, et guéri l'homme, s'il a ouvert la taie d'un homme avec le poinçon de bronze, et a guéri l'œil de l'homme, il recevra dix sicles d'argent. S'il s'agit d'un *mouchkînou*, il recevra cinq sicles d'argent.

217 — S'il s'agit d'un esclave d'homme libre, le maître de l'esclave donnera au médecin deux sicles d'argent.

---

[4] Milieu du 1er millénaire av. J.-C.

[5] La Loi de Hammourabi. Jean-Vincent Scheil. Éd. Ernest Leroux. Troisième édition. Paris, 1906, p.45-46

[6] La Bible : Ancient Testament. T1. Exode 21,23-25. XXXII. Éd. Gallimard.1959, p.48

221 — Si un médecin a guéri un membre brisé d'un homme libre, et a fait revivre un viscère malade, le patient donnera au médecin cinq sicles d'argent.

222 — Si c'est un fils de *mouchkînou*, il donnera trois sicles d'argent. »

Le code punit ceux qui lors des soins ont une complication médicale !

« 218 — Si un médecin a traité un homme libre d'une plaie grave, avec le poinçon de bronze, et a fait mourir l'homme, s'il a ouvert la taie d'un homme avec le poinçon de bronze, et a crevé l'œil de l'homme, on coupera ses mains.

219 — Si un médecin a traité d'une plaie grave, l'esclave d'un *mouchkînou*, avec le poinçon de bronze, et l'a tué, il rendra esclave pour esclave.

220 — S'il a ouvert la taie avec le poinçon de bronze et a crevé l'œil, il paiera en argent la moitié de son prix.

226 — Si un chirurgien (barbier) [7], à l'insu du maître de l'esclave, a imprimé une marque d'esclave inaliénable, on coupera les mains à ce chirurgien.

227 — Si un homme a trompé un chirurgien[5] (barbier) et si celui-ci a imprimé une marque d'esclave inaliénable, on tuera l'autre et on l'enterrera dans sa maison ; le chirurgien[5] (barbier) jurera : “je ne l'ai pas marqué sciemment”, et il sera quitte. […] Décrets d'équité, que Hammourabi, le roi puissant, a statué ! »[8]

Le Code d'Hammourabi mentionne aussi ceux qui font œuvre de gestes de petite technicité, les *gallabu*. Le terme

---

[7] G. Contenau n'est pas d'accord avec la traduction de Scheil pour lui le mot *gallabu* désigne le barbier. (La médecine en Assyrie et en Babylonie. Éd. Maloine. Paris, 1938, p.33)

[8] V. Scheil. La Loi de Hammourabi. *Op. Cit.*, p.48-50, 59

gallabu a été traduit par l'abbé Scheil, par chirurgien ; cette traduction a été critiquée par George Contenau[9] pour qui *gallabu* signifie barbier. Pour Contenau, le *gallabu* appliquait les marques de possession sur les esclaves et pratiquait uniquement les petits gestes opératoires, notamment les actes de dentisterie[10]. Dans le Code d'Hammourabi, les *gallabu* apparaissent comme un lien entre le savoir médical et une profession nécessitant des attitudes médicales ou des capacités populaires reconnues.

Le Code d'Hammourabi est le seul texte médical faisant allusion à la médecine opératoire datant de la période mésopotamienne. Pourtant, le fond médical de cette époque est très important et c'est par milliers que l'on compte les tablettes ayant trait à la médecine. Le docteur Contenau précise que l'ensemble de ces textes constitue une grande partie de la littérature des Assyriens :

« Cette littérature, dont les plus vieux spécimens nous manquent, se révèle, par son ampleur, par sa complication, extrêmement ancienne. Nul doute qu'elle ne remonte au troisième millénaire, comme les sciences annexes (divination, magie), qui lui venaient en aide. »[11]

Et pourtant, la loi d'Hammourabi est le seul texte qui statue sur la médecine opératoire ! Elle sépare judiciairement la médecine de l'acte opératoire. Elle s'applique à tous et Hammourabi dans l'épilogue de son code souhaite une maladie grave à celui qui altèrerait sa loi :

---

[9] George Contenau. La médecine en Assyrie et en Babylonie. Éd. Maloine. Paris, 1938, p.33

[10] George Contenau. La médecine en Assyrie et en Babylonie. *Op. Cit.*, p.33

[11] George Contenau. La médecine en Assyrie et en Babylonie. *Op. Cit.*, p.53

« Que Nin Karrak la fille d'Anou qui me veut du bien dans E-Kour, lâche dans ses membres sur lui, une maladie grave, une mauvaise fièvre, une plaie dangereuse incurable dont le médecin ignore la nature et qu'aucun bandage ne puisse calmer — qui comme une morsure de mort ne puisse être arrachée, jusqu'à ce que la vie s'éteigne, qu'il gémisse sur sa vigueur vitale ! »[12]

1.2 La maladie

Dans la conception mésopotamienne, la maladie était expiatoire, quasi inéluctable, excluant de facto toutes idées d'une thérapie efficace. Les exigences des divinités étaient innombrables et parfois inexprimables, face à aux dieux le codificateur n'avait pas de légitimité. Dans ce contexte la maladie était considérée comme le châtiment corporel d'une faute morale. L'absence de réglementation de la médecine (non opératoire) est basée sur l'idée philosophique de la juste punition. La maladie est considérée comme un châtiment fondé et le mal physique la manifestation d'une faute morale. Les mécanismes expiatoires sont au nombre de deux : la punition déifiée et la punition démoniaque. Dans la punition déifiée, les dieux eux-mêmes punissent le coupable. L'autre mécanisme d'expiation est la punition démoniaque, dans ce cas les dieux en s'écartant du pécheur laissent la place aux *démons maladie* et sept d'entre eux occupent une place importante :

« L'ashakku s'est attaqué à la tête de l'homme,

Le namtaru s'est attaqué à la vie de l'homme,

Le mauvais utukku s'est attaqué à la nuque de l'homme,

Le mauvais alû s'est attaqué à la poitrine de l'homme,

[12] V. Scheil. La Loi de Hammourabi. *Op. Cit.*, p.65

Le mauvais gallû s'est attaqué à la main de l'homme,
Le mauvais ékimmu s'est attaqué au ventre de l'homme,
Le mauvais dieu s'est attaqué au pied de l'homme,
Ces sept ensembles ont fondu sur lui. »[13]

Le poème du *Juste Souffrant* résume à lui seul toute la problématique de la médecine mésopotamienne. Le Juste est affecté de tant de maladies qu'il se demande qu'elle faute il a bien pu commettre ! Sa souffrance lui semble imméritée, car il a rempli tous ses devoirs, et pourtant, si la maladie l'a touché, c'est qu'il a commis des fautes ! Au travers du Code d'Hammourabi, la médecine opératoire échappe au paradigme de la juste expiation, car elle place la thérapie au centre de sa démarche médicale. En légiférant sur les échecs des gestes opératoires les Mésopotamiens 2000 ans *av. J.-C.* ont introduit les notions : de bonne pratique, de formation médicale et d'évaluation médicale. Certes, une évaluation judiciaire, qui n'est pas sans rappeler l'évolution moderne de la chirurgie.

L'existence même du code sous-entend que les gestes cités ne sont pas liés au hasard, qu'ils sont fiables, reproductibles et enseignables. Ceci est surprenant, car il s'agit d'actes hautement techniques avec un risque médical non négligeable :

– opération de la cataracte : « S'il a ouvert la taie avec le poinçon de bronze… » ;

– traitement des membres fracturés : « Si un médecin a guéri un membre brisé d'un homme libre… » ;

– opération des viscères : « … et a fait revivre un viscère malade… ».

[13] Georges Contenau. La médecine en Assyrie et en Babylonie. *Op. Cit.*, p.86

En libérant la médecine opératoire de toutes actions thaumaturgiques, le code restreint le corps médical à un corps justifiable et introduit l'idée d'une médecine opératoire souveraine se différenciant d'une médecine magique. En légiférant sur les échecs des thérapeutiques opératoires, les Babyloniens ont implicitement introduit les notions de bonne pratique et d'évaluation médicale. La législation d'Hammourabi s'appuie sur une vision d'une médecine opératoire factuelle et ontologique. Une médecine factuelle, car c'est en utilisant une démarche justiciable que les Mésopotamiens ont élaboré un principe d'applicabilité, un code justificateur. Une médecine ontologique qui, centrée sur la thérapie, donne une réalité et un corps à la maladie, bien avant l'interprétation ontolo-gique hippocratique.

1.3 Synthèse

Le Code d'Hammourabi s'appuie sur une thérapie fiable et reproductible, nécessitant du moins implicitement l'utilisation de bonnes pratiques médicales. Sa reconnaissance ontologique est singulière, car elle n'intéresse pas le champ des étiologies et sépare l'âme du corps. Grâce au Code la médecine opératoire échappe au paradigme de la juste expiation, car elle place la thérapie au centre de sa démarche médicale.

Le Code d'Hammourabi ne définit pas la notion de guérison et encore moins l'idée d'une *restitutio ad integrum*, il statue sur un dualisme manichéen qui entraîne soit le versement d'honoraires ou l'exécution d'une sanction. Mais, entre échec et guérison, sanctions et honoraires, le code ne prévoit rien introduisant dans la médecine opératoire la notion philosophique du tout ou rien. Cette idée rejoint le fondement de la jurisprudence médicale moderne qui s'appuie sur la notion de faute et non de résultat. En intégrant l'activité, de la médecine opératoire, le Code d'Hammourabi, l'a mise hors du champ d'action de la mythologie, des devins et autres magiciens, tout en engageant le médecin à obtenir un résultat technique et clinique probant. On trouve en Mésopotamie, il y a environ 4000 ans, l'un des fondements de la chirurgie : la séparation du corps et de l'âme, qui trouvera son apogée dans le raisonnement cartésien :

« Ces hommes seront composés, comme nous, d'une âme et d'un corps… et enfin que je vous montre comment ces deux natures doivent être jointes et unies, pour composer des hommes qui nous ressemblent. »[14]

La découverte par de Morgan du codex c'est plus qu'une curiosité historique, c'est le témoignage d'une médecine s'opposant à l'idée philosophique que le mal physique est un symptôme du mal moral. C'est le témoin de la naissance de la médecine opératoire, la première pierre d'attente de la chirurgie ; un acte fondateur dans une médecine qui, pour André Pichot, fut essentiellement magique :

« Pour les Mésopotamiens, la maladie était une affaire de Dieux, de démons, de spectres, d'envoûtement. Elle est la punition infligée par les dieux pour un manquement quelconque à leurs commandements, elle est possession par un démon ou un spectre (un mort "non apaisé") malfaisant. […] Dans cette médecine-magie, le diagnostic et le pronostic sont obtenus par divination. Quant au traitement, il consiste en prières, sacrifices, incantations, mais aussi en une pharmacopée excrémentielle qui consiste en remèdes dégoûtants, dont l'administration au malade est censée

[14] René Descartes. Traité de l'homme. La Pléiade. Paris, 1952, p.807

rendre inconfortable la situation au démon qui le possède, et donc à le chasser. »[15]

La médecine opératoire mésopotamienne reposait sur des actes thérapeutiques clairement identifiables qui rejetèrent l'acte opératoire hors d'un champ d'action déifiant, avec toutefois un brin d'espérance et de surnaturel, comme en témoigne cette incantation à la déesse Baba :

« Déesse mère des hommes, Baba, qui jette l'incantation de vie contre l'agitation du cœur, toi qui cicatrises les chairs dissociées ; Ô mère des créatures vivantes : le mal de tête, le mal de dents, le mal de cœur, *l'épreinte,* le mal des yeux, l'affaiblissement, la paralysie des articulations, toute maladie mauvaise, chasse. »[16]

---

[15] André Pichot. La naissance de la science. T1 Mésopotamie, Égypte. Éd. Gallimard. Paris, 1991, p.174

[16] Georges Contenau. La médecine en Assyrie et en Babylonie. *Op. Cit.,* p.139

2. Médecine égyptienne

Parmi plus d'une demi-douzaine de papyrus médicaux provenant de la haute Égypte, deux intéressent la médecine opératoire, ils datent de la 18ᵉ dynastie : le papyrus d'Edwin Smith (1650 av. J.-C.) et celui de Georg Ebers (1553-1550 av. J.-C.). Pour Pichot[17], Lefebvre et Porge[18] il s'agit de la copie ou de l'adaptation de documents encore plus anciens remontant à 3000 ans av. J.-C.

2.1. Papyrus de Smith

Le papyrus de Smith (1650 av. J.-C.) est antérieur à celui d'Ebers. Il s'agit d'un traité de médecine opératoire concernant la pathologie osseuse et les pathologies des parties molles. Il est conservé à la bibliothèque de médecine de New York. Il a été traduit en anglais et publié en 1930 pour les membres de *The classic of Medecine Library* ; une réédition a été faite en 1984. Le texte comporte deux parties, la première est une traduction avec des commentaires de Breasted[19] et la deuxième un fac-similé du papyrus. Breasted pense qu'il s'agit de copie de textes datant d'environ de 2400 ans *av. J.-C.* Sa conviction est basée sur la présence de notes et de commentaires que le scribe a écrits en dessous du texte

---

[17] André Pichot. La naissance de la science. *Op. Cit.,* p.286

[18] Jean-François Porge, G. Lefebvre. Les sciences antiques de l'orient : L'Égypte. *In* René Taton. La science antique et médiévale. PUF, Paris, 1966, p. 51

[19] James Henry Breasted. The Edwin Smith Surgical papyrus. The University of Chicago Press. Chicago, 1930

originel pour expliquer certaines formules tombées en désuétudes[20] Il existe une traduction française plus récente, celle de Thierry Bardinet[21] *Les papyrus médicaux de l'Égypte pharaonique*. J'utiliserai dans ce travail les deux traductions.

2.1.1 Les cas cliniques

Le papyrus comporte 17 colonnes et 4 demi-colonnes (17 recto et 4 ½ verso). Les colonnes du recto forment un traité chirurgical regroupant 48 cas et les demi-colonnes du verso sont des incantations et des recettes médicales pour rester jeune. Les 48 cas chirurgicaux sont structurés de la même manière et chaque observation est divisée en cinq parties : Titre, Examen clinique, Diagnostic, Pronostic et Traitement. Il n'y a pas de place dans les textes pour le surnaturel et les incantations et si le praticien reconnaît son ignorance médicale ou son impuissance thérapeutique, il préfèrera traiter puis attendre l'évolution naturelle :

« Cas numéro 28 : Plaie de la gorge par un projectile.

Instruction concernant une plaie de la gorge. Si tu examines un homme ayant une plaie profonde de la gorge, percé par un projectile, si en buvant de l'eau il s'étouffe et tout ressort par la plaie […] ; tu dois suturer les berges de la plaie. Tu dois dire le concernant : "Quelqu'un qui a une plaie de la gorge percée par un projectile. Un traitement où je dois combattre." Tu dois recouvrir la plaie avec de la viande fraîche le premier jour. Après tu traiteras avec de la graisse

---

[20] James Henry Breasted.The Edwin Smith Surgical papyrus. *Op. Cit.*, p.XIII

[21] Thierry Bardinet. Les papyrus médicaux de l'Égypte Pharaonique. Fayard. Paris, 1995.

du miel, des fibres de la plante dby.t que tu appliqueras chaque jour. [...] Si toutefois le blessé continue à avoir de la fièvre venant de la plaie. Tu dois appliquer des fibres sèches de la plante dby.t[22] dans la plaie et ne plus le traiter jusqu'à la guérison. »[23]

Le papyrus de Smith est un traité de séméiologie et de thérapeutique qui met en jeu des mécanismes de causalité. Le cas numéro trente et un est le plus connu, il relie l'apparition de troubles moteurs et urologiques à un traumatisme vertébral cervical. Les exemples suivants illustrent la médecine opératoire égyptienne qui échappe au paradigme médical divinatoire en jetant les bases de l'analyse sémiologique et de l'argumentation médicale :

« Cas numéro 31 : Dislocation d'une vertèbre cervicale. Instruction concernant une dislocation d'une vertèbre du cou. Si tu examines un homme ayant une dislocation d'une vertèbre dans son cou, si tu trouves qu'il n'a plus à cause de cela le contrôle de ses deux bras et de ses deux jambes, et qu'à cause de cela son phallus est en érection et que l'urine tombe de son membre, sans qu'il en ait conscience ; sa chair a reçu de l'air ; ses yeux sont remplis de sang ; c'est une dislocation d'une vertèbre de son cou se localisant à sa colonne cervicale basse qui lui donne l'inconscience de ses deux bras et de ses deux jambes. Si toutefois c'est la vertèbre

---

[22] C'est l'équivalent de la ouate hydrophile. Actuellement les pansements les plus efficaces utilisent toujours les propriétés absorbantes et antiseptiques des fibres végétales. Par exemple le pansement *algosteril©* utilise ces propriétés absorbantes il est produit à partir des algues.

[23] James Henry Breasted.The Edwin Smith Surgical papyrus. *Op. Cit.*, Smith IX 18-X3, p.312-316. (Traduction personnelle)

du milieu de son cou qui est disloquée, c'est une émission de sperme qui tombe de son phallus.

– "Tu diras à son sujet : Un homme qui a une dislocation d'une vertèbre de son cou, et qui n'a plus le contrôle de ses deux jambes et de ses deux bras et que son urine s'échappe par regorgement. Un mal qui ne peut pas être traité."

– Commentaire : "Une dislocation d'une vertèbre du cou", se dit quand une vertèbre du cou est séparée d'une autre, la peau au-dessus peut être intacte ; on dit 'c'est disloqué' à propos d'objet qui sont joints quand l'un d'eux est déplacé."

– Commentaire : "C'est une émission de sperme qui tombe de son phallus, c'est que le phallus est en érection et qu'il se produit un écoulement involontaire à son extrémité. On dit il reste stationnaire quand il ne s'enfonce pas et il ne s'améliore pas."

– Commentaire : "l'urine s'échappe par regorgement, cela veut dire que l'urine tombe de son phallus sans qu'il puisse la retenir." »[24]

« Descriptif n° 36 : Descriptif concernant une fracture du bras. Si tu procèdes à l'examen d'un homme ayant une fracture du bras, et que tu trouves que le bras tombe, se distinguant de son opposé, tu diras à ce sujet : "Un homme atteint d'une fracture du bras, un mal que je peux traiter. " [...] Alors tu lui prépareras deux attelles (recouvertes) de lin. Tu placeras l'une des deux à l'intérieur du bras, l'autre étant à la partie inférieure du bras. Tu devras panser avec l'*imrou*, puis tu devras la soigner ensuite avec du miel, chaque jour, jusqu'à ce qu'elle aille bien. »[25]

---

[24] James Henry Breasted.The Edwin Smith Surgical papyrus. *Op. Cit.*, Smith X 12-22, p.323-332. (Traduction personnelle)

[25] Thierry Bardinet. Les papyrus médicaux de l'Égypte Pharaonique. *Op. Cit.,* Smith 12, 8-14, p.511-512

Dans le papyrus de Smith, le corps humain est perçu dans sa complexité corporelle, l'exemple du traumatisme vertébral est le plus démonstratif :

- complexité anatomique et physiologique, la dislocation vertébrale induit des troubles sous-jacents, troubles différents selon le niveau de l'atteinte ;

- complexité sémiologique, la rougeur est secondaire à la vasodilatation induite par le traumatisme, le tympanisme est secondaire à l'occlusion fonctionnelle digestive et l'émission d'urine ou de sperme est secondaire aux lésions médullaires ;

- complexité thérapeutique, l'absence de traitement entraîne dans ce cas un renoncement thérapeutique.

Le papyrus de Smith est le plus ancien document connu débouchant sur des attitudes thérapeutiques raisonnées. La rédaction des quarante-huit instructions de soins a nécessité des bases anatomiques et sémiologiques certaines. L'unicité de ce document ne rend pas compte du savoir habituel, il semble toutefois s'inscrire dans une démarche médicale institutionnalisée, car l'auteur du papyrus de Smith fait référence à un autre livre :

« Le Livre de ce qui concerne les plaies dit : cela signifie un éclatement du crâne en nombreux morceaux enfoncés à l'intérieur du crâne. »[26]

Les traducteurs du papyrus (Breasted et Bardinet) ont utilisé des formes syntaxiques différentes en fonction de la thérapeutique proposée. Lorsqu'un traitement est possible, ils ont traduit l'action en utilisant le pronom personnel de la première personne, ce *je* implique que le sujet qui parle agit et peut guérir : « un mal que je combattrai », « un mal que je

---

[26] Thierry Bardinet. Les papyrus médicaux de l'Égypte Pharaonique. *Op. Cit.*, Smith 2 2-11, p.496

peux traiter »[27]. Au contraire, s'il n'y a pas de traitement envisageable, la responsabilité médicale du praticien est implicitement levée par l'utilisation d'une forme impersonnelle : « Un mal qui ne peut pas être traité »[28] (Breasted) ou « un mal qu'on ne peut pas traiter »[29] (Bardinet).

2.1.2 Thérapeutique magique

Dans ce papyrus il n'y a pas de place pour la magie, les actes techniques la contiennent dans un périmètre médical d'un *on* indéfini ou d'une éventuelle thérapeutique : « un traitement où je dois attendre » ou « jusqu'à ce qu'il aille bien ». Nonobstant, dans une société ou magie et religion sont les interprétations du monde, la science médicale opératoire ne pouvait pas se dégager entièrement d'une emprise magique. Le cas clinique numéro neuf est l'illustration d'un savoir médical se partageant entre science et magie ; derrière un écran de connaissance et de technicité, il existe une inflexible dialectique incantatoire opérant comme un activateur de la guérison :

« Descriptif N° 9. Descriptif concernant une plaie à la partie (la plus) en avant de la face, alors qu'une écaille du crâne est éclatée. Si tu procèdes à l'examen d'un homme ayant une plaie à la partie (la plus) en avant de la face, alors qu'une écaille du crâne est éclatée, tu devras lui préparer un œuf d'autruche, malaxé avec de la graisse. (Ce) sera placé à l'orifice de la plaie. Après que tu lui auras préparé l'œuf

---

[27] Thierry Bardinet. Les papyrus médicaux de l'Égypte Pharaonique. *Op. Cit.,* Smith 5, 5-9, p.501

[28] James Henry Breasted.The Edwin Smith Surgical papyrus. *Op. Cit.*, Smith X 12-22, p.327

[29] Thierry Bardinet. Les papyrus médicaux de l'Égypte Pharaonique. *Op. Cit.,* Smith 10,12-22, p.501

d'autruche trituré et mis en cataplasme dans le but de sécher cette plaie, tu devras placer sur cela la compresse du nécessaire du médecin.

– Commentaire : (Smith 5, 4-5). Quant à la " compresse du nécessaire *u médecin*", elle désigne le (même) pansement que celui qui est à la disposition de l'embaumeur, et que le médecin utilise en (la mettant) sur la médication (disposée) sur la plaie située à la partie (la plus) en avant de la face.

Tu devras l'enlever le troisième jour et constater qu'elle a recollé l'écaille (du crâne), la couleur (de l'os atteint) étant (devenue) celle de l'œuf d'autruche. Ce que l'on dit comme formule magique sur cette médication : "Que soit chassé l'ennemi qui est dans la plaie, que soit rejeté le mauvais qui est dans le sang. L'adversaire d'Horus sera de chaque côté de la bouche de la puissante (=Isis). Cette tempe ne s'effondrera pas, aucun ennemi conduit-met ne s'y trouvera. Je (= médecin) suis sous la protection de la puissante (=I sis), car tu as protégé le fils d'Osiris (= Horus)." Par la suite tu devras lui préparer une compresse froide (enduite) de figues et de miel. (Ce) sera cuit, refroidi et appliqué au malade. »[30]

2.2 Le papyrus d'Ebers

Le papyrus d'Ebers est conservé à la bibliothèque de Leipzig. Il date d'environ 1553-1550 av. J.-C. Il s'agit d'un rouleau qui mesure 20,33 m de long sur 0,30 m de large, comprenant 108 colonnes numérotées de 1 à 110. J'utiliserai la traduction française de Bardinet et celle de Bryan en anglais : *The Papyrus Ebers*[31]. Le papyrus d'Ebers couvre des domaines variés de la médecine. On peut le diviser arbitrairement en trois parties, un chapitre pharmacologique, un chapitre de

[30] Thierry Bardinet. Les papyrus médicaux de l'Égypte Pharaonique. *Op. Cit.,* Smith 4, 19-5, p.501

[31] Cyril P. Bryan. The Papyrus Ebers. Éd. G. Bles. London, 1930

médecine opératoire et un chapitre de santé publique. Bardinet a divisé les trois chapitres en trente-trois sous-groupes différents. La médecine opératoire est abordée à travers les pansements que l'auteur a décrits dans *Morsures et Brûlures* et *Traces de coups*[32]. Le papyrus d'Ebers décrit des opérations de petite *chirurgie*, il s'agit d'opérations concernant les morsures, les brûlures et les plaies. La *chirurgie* majeure est abordée indirectement dans l'antépénultième chapitre : *Diagnostics*. Ce chapitre clôture la partie médicale du papyrus, car les deux derniers chapitres traités concernent très peu la maladie (*Poils et cheveux* et *Cosmétique*).

2.2.1 Les cas cliniques

Les actes opératoires sont décrits dans le dernier groupe : le *Traité des tumeurs*. Ce traité comprend vingt-et-un cas cliniques différents, chaque observation est structurée en trois parties : une analyse sémiologique, un diagnostic clinique et une action thérapeutique :

---

32 Thierry Bardinet. Les papyrus médicaux de l'Égypte Pharaonique. *Op. Cit.*, p.314-321 : Divers pansements sont décrits pour le traitement des morsures, des brûlures, des plaies :
- Groupes 11 Morsures du crocodile : 436. « Ce que l'on doit faire pour la morsure du crocodile. Si tu procèdes à l'examen d'une morsure de crocodile et que tu la trouves avec sa chair déchiquetée, alors que ses deux côtés sont séparés, tu devras la panser avec de la viande fraîche le premier jour, comme pour toute blessure d'un homme. »
- Groupes 14 Brûlures : 482 bis. « Remède pour un endroit brûlé :
A : Ce qui doit être préparé contre cela le premier jour : limon noir. Lui sera appliqué.
B : Ce qui doit être préparé contre cela le deuxième jour : excréments de petit bétail. Ce sera cuit, broyé finement dans de la levure fermentée et lui sera appliqué… »

« Eb. 860. Descriptif concernant un *gonflement-henhenet*[33] de graisse qui se trouve dans la partie antérieure de son cou.

a) Si tu procèdes à l'évacuation d'un *gonflement-henhenet* de graisse qui se trouve dans la partie antérieure de son cou, et que tu le trouves semblable à un amas de chair superficielle qui est mou sous tes doigts alors que son aspect extérieur est blanc pâle, b) Tu diras à ce sujet : [...]

"un mal que je peux traiter avec le traitement au couteau."

Prends garde aux *conduits-met*[34] ! c) Tu devras préparer pour lui les traitements pour le soigner [...] : *plante-tjoun* ; pois ; graines de pyrèthre ; sang de l'insecte *heour* ; sang de mouches ; valériane ; miel ; *plante-âmaou* ; *résine-sa-our* ; sel marin. Ce sera broyé et préparé en une masse homogène. Panser avec cela. »[35]

L'analyse du rouleau montre qu'il existe une différence grammaticale entre les traitements médicaux et ceux de la médecine opératoire. Cette distinction est mise en évidence à travers les traductions de Bryan et de Bardinet. Ils ont traduit les chapitres médicaux du papyrus soit :

- en employant l'auxiliaire être qui marque l'état ou le résultat d'une action ;
- ou en utilisant une forme infinitive qui indique l'action sans précision.

[33] Signifie qui est formé par de la graisse. Thierry Bardinet. Les papyrus médicaux de l'Égypte Pharaonique. *Op. Cit.,* p.366

[34] Pour Bardinet les *conduits-met* désignent n'importe quel conduit de l'organisme (veines, artères, etc.) mais, il précise que leur pathologie intéresse les systèmes de conduction concernant les courants dynamiques (liquide/air) et les éléments nourriciers qu'ils véhiculent. Thierry Bardinet. Les papyrus médicaux de l'Égypte Pharaonique. *Op. Cit.,* p.63-68

[35] Thierry Bardinet. Les papyrus médicaux de l'Égypte Pharaonique. *Op. Cit.,* Ebers, 105, 1-8, p.366

À l'opposé, la médecine opératoire est décrite en utilisant une forme active témoignant de l'expertise du raisonnement médical et de la valeur de l'action. Le traitement médical est décrit ainsi :

« Autre remède pour nettoyer l'intérieur du corps et chasser les altérations qui sont à l'intérieur du corps d'un homme : graines de ricin. Ce sera mâché et avalé avec de la bière, jusqu'à ce que sorte tout ce qui se trouve à l'intérieur de son corps. » [36]

Le traitement chirurgical utilise une forme active comme le montre l'exemple suivant à propos du traitement d'une morsure humaine :

« Autre remède tu la panseras avec de la viande fraîche le premier jour. Après, tu la soigneras avec la graisse et le miel jusqu'à ce qu'elle aille bien. Ensuite, tu devras mettre de la graisse et de la cire jusqu'à ce qu'elle aille parfaitement bien » [37]

La forme active rompt avec un occultisme passif omniprésent, introduisant la notion d'acteur et de décideur médical. À cet égard, le clinicien devient un traducteur physique et intellectuel du corps, ce langage corporel préfigure ce que Foucault appela *la naissance de la clinique* :

« C'est cette confiance que manifeste, au XIIIe siècle, ce que Michel Foucault appelle "la naissance de la clinique" : le moment où l'observation "au lit du patient" […] conditionne la légitimité du savoir médical et de sa pratique, par

---

[36] Thierry Bardinet. Les papyrus médicaux de l'Égypte Pharaonique. Ebers 25, 8, 12-15. *Op. Cit.*, p.254

[37] Thierry Bardinet. Les papyrus médicaux de l'Égypte Pharaonique. Ebers 435, 64, 9-11. *Op. Cit.*, p.314

opposition au dogmatisme purement spéculatif (et de ce fait concrètement inefficace) du corpus de connaissances issu de l'université médiévale. »[38]

2.2.2 Les références magiques du papyrus d'Ebers

Cependant, la médecine opératoire ne s'est pas séparée de toute référence magique et le papyrus d'Ebers commence par un chapitre *Dieu et l'art de guérir* qui s'applique à tout le rouleau. Il s'agit de trois incantations : une pour le mal de tête, une à dire en préparant les médicaments et une à dire en buvant un médicament. Ces trois invocations ne dispensent pas du traitement opératoire, elles agissent comme un catalyseur de la guérison :

« Mots à dire en préparant des médicaments pour n'importe quel endroit d'une personne malade. Ils seront dits un millier de fois. C'est le livre pour guérir les maladies. Puisse Iris me guérir comme elle a guéri Horus de toutes ses souffrances que son frère Set lui avait infligées après qu'il eut tué son frère Osiris. Oh Isis, grande enchanteresse, guérit-moi, délivre-moi du mal, du mauvais, des choses *typhoniennes*, du démon des maladies mortelles et des pollutions de toutes sortes qui peuvent m'atteindre, comme tu as délivré et libéré ton fils Horus. Comme si je pénétrais dans le feu et que j'avais émergé de l'eau, mais je ne dois pas me prendre dans le piège du jour quand je dois dire : Petit et pitoyable je suis ! Oh Ra ! toi qui parles à travers les corps. Oh, Osiris, toi qui pries pour ces manifestations. C'est Ra parlant à travers les corps. C'est Osiris, priant pour ces manifestations. Délivre-moi du mauvais, du mal, des maléfices, des choses

[38] Christine Vollaire. Symptôme. *In* Dominique Lecourt. Dictionnaire d'histoire et philosophie des sciences. Éd. PUF. Paris. p.1099

typhoniennes, venant du démon et des fièvres mortelles de toutes sortes. »[39]

« Chapitre à dire en buvant un remède : Viens remède ! Viens chasser toutes sortes de choses de mon cœur et de mes membres ! Le charme à un grand pouvoir sur le remède. Répète-le ! … Phrases à dire en buvant le remède. Dois être dit un millier de fois. »[40]

2.2.3 Les barbiers et l'homme-hemen

Dans le papyrus d'Ebers est mentionné plusieurs fois *l'homme au hemen.* La traduction littérale est fils *de l'instrument-hemen*, il s'agit d'une profession dont le rôle semble bien défini et qui se rapproche du *gallabu* des Mésopotamiens. *Le fils de l'instrument-hemen* ne manie ni le couteau ni le feu ; *l'homme-hemen* se sert d'un instrument dont la fonction reste floue pour les traducteurs, pour Bardinet : « *l'homme au hemen* serait une sorte de chirurgien » [41]:

« Eb. 865. Tu la repousseras (la poche) au moyen de *l'instrument-hemen,* mais sans descendre jusqu'à l'endroit du corps *mesint* et tu la soigneras comme soigne *l'homme au hemen.* »[42]

---

[39] Cyril P. Bryan. The Papyrus Ebers. *Op. Cit.*, p.42-43 (Traduction personnelle)

[40] Ibid., p.43

[41] Thierry Bardinet. Les papyrus médicaux de l'Égypte Pharaonique. *Op. Cit.*, p.368

[42] Thierry Bardinet. Les papyrus médicaux de l'Égypte Pharaonique. Ebers 106, 13-17. *Op. Cit.*, p.368

« Eb. 872. Descriptif concernant une poche de conduits-met. a) Si tu procèdes à l'évacuation d'une poche de conduits-met en n'importe quel endroit du corps d'un homme et que tu la trouves ronde, ferme sous tes doigts en (la) faisant aller ; [...] b) Tu diras à ce sujet ...Tu devras la soigner (ensuite) comme soigne *l'homme au hemen.* »[43]

La définition de *l'homme au hemen du papyrus de* l'équivalent de *gallabu* des Mésopotamiens. Une profession qui apparait comme un métier intermédiaire entre le savoir médical et la connaissance populaire ; nous renvoyant à l'activité des barbiers du moyen-âge.

2.3 Synthèse

En dehors de la médecine opératoire, la médecine égyptienne fut essentiellement incantatrice et certains papyrus médicaux, notamment ceux de Londres et de Leyde, sont principalement magiques. Fournier justifie l'usage de la magie par l'absence du développement des sciences annexes : « Dans l'ancienne Égypte, la médecine ne peut guère, réduite à ses seules ressources ; la magie, au contraire, peut tout ; comment ne pas la solliciter ? »[44]

La médecine pharaonique fut mythique, elle ne se discutait pas, on l'appliquait, on la déclamait, on la transmettait, sans la modifier ; on la défendait et elle fut tout à la fois chemin, vérité et but. Les papyrus de Smith et d'Ebers s'allèguent de cette magie et de son viatique suprême, l'espérance, par la logique des faits. Cependant, les médecins égyptiens ne s'opposèrent pas à la magie, mais ils l'ont maintenue dans le

---

[43] Thierry Bardinet. Les papyrus médicaux de l'Égypte Pharaonique. Ebers 108, 3-9. *Op. Cit.*, p.372

[44] Paul Louis Fournier. La médecine égyptienne des origines à l'école d'Alexandrie. Thèse doctorat en médecine, Bordeaux, 1933

labyrinthe de la médecine. Ils ont réparti les tâches sans prééminence entre la science et la magie. D'une certaine manière la sémiologie est née grâce à la vision technique et causale de la médecine opératoire. On trouve toujours, dans la chirurgie moderne des incantations d'autopersuasion que les modernes appellent thérapeutique placebo, rejoignant ainsi l'analyse contemporaine de Dagognet :

« On serait donc mal venu à vouloir éliminer le psychique d'un ensemble pharmacologique. Ne disons plus : une parole ne peut pas être un remède, disons maintenant : certains remèdes ne valent que par le verbe qui les accompagne. Et si donc le langage peut devenir un remède majeur, a fortiori, l'intervention chirurgicale. »[45]

La force de la médecine opératoire en ces temps anciens est la clarté de sa causalité et sa focalisation sur l'expressivité clinique. Cette aptitude à un raisonnement symptomatique reliant la causalité à l'expression des signes cliniques préfigure l'apparition de la sémiologie grecque :

« Qu'il s'agisse de pharmacie ou de médecine, "le peu" que savaient les Égyptiens, il y avait peut-être quelque mérite à l'avoir trouvé (pré de) trente siècles avant notre ère. Ce que nous avons appris depuis l'époque où Mastero formulait ce jugement en 1876 — après la publication du Papyrus d'Ebers — n'a fait qu'accroître notre estime pour les médecins et surtout les chirurgiens de l'ancienne Égypte. [...] Quant aux médecins, s'ils se sont montrés (ainsi que disait Molière des médecins de son temps) "trop attachés aux opinions de leurs anciens" s'ils ont négligé maintes occasions de s'instruire, par manque d'audace et de curiosité, ils ont cependant ouvert

---

[45] François Dagognet. La raison et les remèdes. Éd. PUF. Paris, 1984, p.143

largement la voie à la médecine grecque qui fut, en somme, celle de l'Occident jusqu'au 18e siècle. »[46]

La médecine opératoire égyptienne se distingua de la médecine mésopotamienne par le remplacement du codex par un livre sémiologique.

---

[46] Jean-François Porge, G. Lefebvre. Les sciences antiques de l'orient : L'Égypte. *In* René Taton. La science antique et médiévale. *Op. Cit.*, p.76

3. Hippocrate et le corpus hippocratique

3.1 Émergence

La médecine grecque prend corps avec la pensée présocratique et l'une de ses manifestations les plus convaincantes est la parution à la fin de la période présocratique des ouvrages composant le corpus hippocratique (450 à 350 avant J.-C.). Il s'agit d'une œuvre collective regroupant une soixantaine d'écrits médicaux qui furent attribués à tort à Hippocrate. Le corpus hippocratique ne peut être séparé de son environnement politique, scientifique et philosophique, en un mot, des penseurs présocratiques. C'est en se demandant d'où il vient que l'homme s'est interrogé sur son intériorité philosophique et médicale, c'est en s'interrogeant sur son fonctionnement social qu'il a développé une analogie organiciste. Cette approche de l'intériorité du corps grâce à l'extériorité est une démarche constante dans la pensée philosophique présocratique et hippocratique. On peut parler d'un paradigme de l'intériorité intéressant naturellement la médecine opératoire :

« L'antique approche cosmologique dont le but premier était d'expliquer le monde extérieur comme un tout et l'homme comme élément subsidiaire, fut peu à peu remplacée par une approche humaniste de la philosophie. Dans cette nouvelle perspective, l'étude de l'homme n'est plus un élément accessoire, mais il devient le point de départ de toutes recherches. »[47]

---

[47] G.S. Kirk, J.E. Raven, M. Schofield. Les philosophes présocratiques. Edition Universitaire de Fribourg. Fribourg, 1995, p.365

Les présocratiques[48] sont pour Dumont les bâtisseurs de l'histoire de l'esprit, ils sont à l'origine de la science humaine :

« La science naît lorsque Anaxagore relie causalement à la possession des deux mains et à la stature droite de l'homme son aptitude à penser. [...] Ainsi le "miracle grec" n'a pu se produire qu'à l'instant où ont été formulées pour la première fois les exigences rationnelles d'une pensée à la recherche d'explications causales et de constructions systématiques. »[49]

Il y a 2500 ans, la science médicale n'a pu échapper à l'émergence de ces nouveaux paradigmes. C'est en réfléchissant à un comment que Thalès, Anaximandre et les présocratiques élaborèrent une réponse différente. La réponse mythologique ne leur suffisait plus, car la mythologie omnisciente ne pouvait pas s'interroger sur l'objet même de son existence.

3.2 L'épopée homérique

Il semble difficile de séparer le mythe homérique de la connaissance, l'idée que par la vertu des paroles magiques on puisse arrêter le sang est une ancienne croyance égyptienne. Certains papyrus médicaux, notamment celui de Londres, associent une fabulation mythique, des médications

---

[48] Jean-Paul Dumont a rassemblé l'œuvre des présocratiques dans un recueil de textes et de commentaires de 1580 pages aux Éditions Gallimard, collection la Pléiade ; cette entreprise lui a demandé 15 ans de travail, il s'agit d'une traduction française de tous les textes grecs et latins connus se rapportant aux auteurs présocratiques. Ce travail actualise le premier recueil des textes grecs et latins (compilation sans traduction) qui avait été fait au début de siècle par H. Diels puis amélioré par W. Kranz. Jean-Paul Dumont. Les présocratiques. Éd. Gallimard, Bibliothèque La Pléiade. Paris, 1988

[49] Jean-Paul Dumont. Les présocratiques. Éd. Gallimard, Bibliothèque La Pléiade. Paris, 1988, p.XI-XII

magiques et une thérapie conventionnelle. Voici par exemple des incantations à dire et à faire pour arrêter un saignement :

« Formule pour repousser le sang : Arrière, toi qui es dans la main d'Horus ! Arrière, toi qui es dans la main de Seth ! Le sang qui sort d'Ounou a été repoussé. [...] Ignores-tu la présence d'une digue ? Arrière-toi de la présence de Thoth ! Que l'on dise cette formule sur une perle de coralline introduite dans l'anus d'un homme ou d'une femme. C'est un moyen de repousser le sang. »[50]

Cette ancienne croyance égyptienne associant magie et thérapie se trouve intacte dans l'épopée homérique :

« Ulysse le premier bondit en élevant dans sa robuste main, le long bois de la lance dont il compte l'abattre. La bête le devance et le boute à la cuisse et, filant de côté, emporte à sa défense tout un morceau de chair, sans avoir entamé cependant jusqu'à l'os. [...] Aussitôt pour soigner cet Ulysse divin, les fils d'Autolycos se mettent à l'ouvrage : ils bandent avec art la jambe du héros, arrêtent le sang noir par le moyen d'un charme, puis hâtent le retour au manoir paternel. »[51]

Les poèmes homériques nous offrent aussi un aperçu des pratiques médicales bien avant le corpus hippocratique. Avec Homère, le médecin est un praticien qui s'est formé, le traitement de la plaie d'Eurypyle par Patrocle en est un bon exemple :

« Eurypyle, blessé d'une flèche à la cuisse, quitte le combat, boitant. La sueur ruisselle à flots de sa tête et de ses épaules. De sa plaie douloureuse jaillit un sang noir. [...] Mais, sauve-

---

[50] Thierry Bardinet. Les papyrus médicaux de l'Égypte pharaonique. *Op. cit.,* Papyrus médical de Londres, 40 (13, 7-9), p.489

[51] Homère. Iliade. Éd. Gallimard, trad. Paul Mazon. Paris, 1975, p.385

moi du moins, en me menant à ma nef noire : entaille ma cuisse, pour en tirer la flèche ; puis lave à l'eau tiède le sang noir qui en sortira ; répands par-dessus les remèdes apaisants, les bons remèdes qu'Achille t'a fait connaître, dit-on, et que lui-même a appris de Chiron, le Centaure juste entre tous. [...] Son écuyer, dès qu'il le voit, étale des peaux sous lui, Patrocle l'y étend. De son couteau, il lui ouvre la cuisse, pour en tirer le trait perçant, aigu. Un sang noir en sort, qu'il lave à l'eau tiède. Il jette par-dessus, après l'avoir écrasée dans ses mains, une racine amère, qui calme les douleurs. Elle arrête toutes les douleurs ; la plaie sèche peu à peu, le sang cesse de couler. » [52]

Il semble difficile de séparer mythe et connaissance, par-delà l'épopée d'Achille, se dessine le distinguo entre l'incompréhension scientifique et le savoir populaire. *In fine* les mythes ne réclament qu'un bandage bien fait et une plaie propre. Ce bon sens populaire n'est que la justification d'une science qui se cherche. Dès le 17e siècle, Dujardin développait cette idée au travers d'une métaphore :

« Tous les Mythologues, anciens et modernes, nous autorisent encore à croire, avec Plutarque, qu'Adonis n'est autre que Bacchus et Osiris. On raconte qu'Adonis fut blessé à l'aine par un sanglier dans les forêts du mont Liban où il chassait, et que la blessure fut pansée par Cocite, disciple de Chiron. Or ce Cocite n'est apparemment que le fleuve du même nom, personnifié par l'enthousiasme poétique dont l'eau servait simplement à laver la plaie. »[53]

---

[52] Homère. Iliade. Éd. Gallimard, trad. Paul Mazon. Paris, 1975, p.246
[53] M. Dujardin. Histoire de la chirurgie. Imprimerie Royale. Paris, 1774, p.52

3.3 Les écoles grecques de Cnide et de Cos

Avec les écoles grecques de Cnide et de Cos, on assiste à la naissance d'une médecine qui se veut explicative et scientifique. L'ensemble de leurs travaux constitue le corpus hippocratique. Cette œuvre, en occultant toutes références aux prêtres et aux magiciens, se distingue de la médecine mésopotamienne et égyptienne. Dans la soixantaine de traités qui le compose, il n'est jamais fait référence à une médecine magique et incantatrice ; il y a un refus à tout accommodement, à tout syncrétisme et à la moindre abstraction, notamment dans le traité *De l'Ancienne médecine* :

« Il y a, on le sait, de bons et de mauvais praticiens ; cette distinction serait impossible, si la médecine n'était qu'une hypothèse, si elle n'avait rien observé ni rien trouvé ; tous y seraient également inexpérimentés et ignorants ; et le hasard seul réglerait le sort des malades. Mais cela n'est point. De ce fait palpable, j'ai conclu qu'elle n'a aucun besoin d'une supposition abstraite [...] si on veut en discourir, il faut nécessairement se servir d'hypothèse : par exemple, dans les dissertations sur les objets célestes ou souterrains, quand même celui qui parle prétendrait savoir ce que sont ces objets, ni lui ni ses auditeurs n'auraient aucune évidence de la vérité ou de la fausseté des assertions puisque toute vérification est impraticable. »[54]

Dans le livre *De la Maladie sacrée,* l'idée même d'une maladie maléfique est rejetée et traitée avec mépris :

« Ceux qui, les premiers, ont sanctifié cette maladie furent à mon avis ce que sont aujourd'hui les mages, les expiateurs,

---

[54] Hippocrate. Œuvres complètes. De l'ancienne médecine, T I. Éd. Union littéraire et artistique. Paris, 1955, p.27-28

les charlatans, les imposteurs, tous gens qui prennent des semblants de pitié et de science supérieure. Jetant donc la divinité comme un manteau et un prétexte qui abritent leur impuissance [...], ces gens, afin que leur ignorance ne devînt pas manifeste, prétendirent que cette maladie était sacrée. »[55]

Avec le corpus hippocratique c'est la médecine *ad integrun* qui s'est dégagée des traitements magiques. Le paradigme d'une origine et d'une guérison magique n'a plus sa place dans la médecine hellène et *a fortiori* dans la médecine opératoire qui s'en était dégagée 2000 ans plus tôt :

« Mais la médecine est, depuis longtemps, en possession de toute chose, d'un principe et d'une méthode qu'elle a trouvée : avec ces guides, de nombreuses et excellentes découvertes ont été faites dans le long cours des siècles, et le reste se découvrira, si les hommes capables, instruits des découvertes anciennes, les prennent pour point de départ de leurs recherches. »[56]

« Mais celui qui, dédaignant tout le passé, tente d'autres méthodes et d'autres voies, et prétend avoir trouvé quelque chose, se trompe et trompe les autres. »[57]

---

[55] Hippocrate. Œuvres complètes. De la maladie sacrée, T III., *op. Cit.,* p.250

[56] Hippocrate. Œuvres complètes. De l'ancienne médecine, T I., *op. Cit.,* p.28

[57] Hippocrate. Œuvres complètes. De l'ancienne médecine, T I., *op. Cit.,* p.28

3.4. Médecine opératoire

Mais comment et pourquoi les Grecs ont-ils cessé de croire aux vertus d'Asclépios[58], de la fabulation mythique et d'une médication déiste ? Pour Veyne, l'origine est double : indocilité et professionnalisation :

« Et précisément, pour en revenir au mythe lui-même, l'incrédulité est venue à son égard de deux foyers au moins : un sursaut d'indocilité à la parole d'autrui et la constitution de centres professionnels de vérité. »[59]

La naissance des centres de discussion cnidienne et hippocratique explique en partie la pensée de Veyne. En acceptant l'antique signification du corps opératoire (c'est-à-dire l'acceptation d'un paradigme de la causalité indépendant de la connaissance et du surnaturel) ces écoles vont délimiter un cadre conceptuel qui progressivement a gagné toute la médecine. En quittant le champ de la mythologie homérique, la médecine opératoire hippocratique affiche résolument son héritage mésopotamien et égyptien. Le corps opératoire apparaît comme l'un des instruments d'élaboration de la pensée scientifique médicale.

---

[58] Jean Leclant. Dictionnaire de l'Antiquité. Anne Jacquemin. Asclépios. PUF. Paris, 2005, p.246. *Asclépios* : « Fils d'Apollon et de Coronis Asclépios est un dieu médecin. Les malades passent la nuit sous un portique et le dieu leur apparaît en songe pour leur indiquer le traitement à suivre ou procéder à une intervention. De véritables dialogues nocturnes sont conservés dans les listes de guérisons, témoignant des relations familières entre le fidèle et la divinité. »

[59] Paul Veyne. Les Grecs ont-ils cru à leurs mythes ? Essai sur l'imagination constituante. Éd. Seuil. Paris, 1983, p.43

3.5. Notion d'organe

La médecine opératoire hippocratique concerne essentiellement le traitement des fractures, des luxations et des plaies. Il n'existe pas dans le corpus hippocratique une médecine opératoire d'organe interne. Le corps humain est mis en récit à travers la représentation de Guillemette Bolens, un corps enveloppe et un corps articulaire :

« Ce qui détermine la logique du corps articulaire est la notion de jointure, tandis que la logique du corps-enveloppe se définit dans une dialectique de l'interne et de l'externe. »[60]

En rattachant une lésion à un organe visible et perceptible, la médecine opératoire est pensée en fonction d'une théorie organiciste basée sur le visuel et le tactile, dont le fondement est l'observation clinique. L'intériorité du corps reste imaginaire, car la notion d'organes interdépendants n'existe pas dans le corpus hippocratique. Le corps apparaît comme une association de parties anatomiquement indépendantes, cette vision du corps est semblable à la définition actuelle d'un ensemble mathématique, la réunion d'éléments formant un tout[61]. Ce concept d'éléments ou d'organes séparés avait été décrit par Empédocle et son élève Anaxagore :

« Empédocle déclarait qu'antérieurement aux quatre éléments, il existe des fragments infiniment petits, qui sont pour ainsi dire des éléments homéomères précédant les éléments. Empédocle et Xénocrate pensent que les éléments sont

[60] Guillemette Bolens. La logique du corps articulaire. Presses universitaires de Rennes, Rennes, 2000, p.9
[61] Le Petit Larousse Illustré. Éd. Larousse. Paris, 1997, p.392

constitués par l'assemblage de masses plus petites, qui sont des minima, et pour ainsi dire les éléments des éléments. »[62]

Selon Lucrèce, Anaxagore, l'élève d'Empédocle, a tenté de décrire ces éléments à l'origine de tout. Ce dernier pensait que tout existe en tout, il disait que la matière est formée de petites particules, car rien ne saurait naître du néant :

« D'abord, il définit l'homéomérie dans les choses de la façon suivante : les os sont formés de petites particules d'os, la chair de petites particules de chair, le sang provient d'une multitude de gouttelettes de sang qui s'unissent. [...]

Il imagine et conçoit tout le reste selon le même système de formation. »[63]

Ce concept d'homéomères a été repris par Aristote qui, dans son introduction à *L'histoire des animaux*, les définit comme les briques du corps humain :

« [486a5] Des parties des animaux, les unes sont incomposées — ce sont toutes celles qui se divisent en homéomères, par exemple les chairs, en chairs — les autres sont composées — ce sont toutes celles qui ne divisent en anhoméomères, par exemple, la main qui ne se divise pas en mains, ni le visage, en visages. [...] Toutes les parties anhoméomères sont constituées d'homéomères, par exemple la main de chair, de tendon et d'os. » [64]

---

[62] Aetius. Opinions, I, XIII, I. *In* J.-P. Dumont. Les présocratiques. *Op. Cit.,* p.343

[63] Lucrèce. De la nature, I, 835.Trad. C. Guittard, Imprimerie Nationale. Paris, 2000, p.93

[64] Aristote. Histoire des animaux. Trad. Janine Bertier. Éd. Gallimard. Paris, 1994, p.59-60

Cette conception soulève une interrogation philosophique : un organe accepté dans son sens aristotélicien anhoméomère est-il accessible à la médecine opératoire ? L'association des homéomères laisse-t-elle la place à une anatomie symbiotique ? Les êtres dans leurs formes et leurs fonctions peuvent-ils échapper à l'encodage, au bricage et au chaînage de leur composition ? La réponse hippocratique est positive, on peut guérir l'organe sans s'appuyer sur la connaissance des anhoméomères, c'est l'inversion de la connaissance que Claude Bernard a appelée l'empirisme ou *la période empirique historique*. En médecine opératoire, la faculté de guérison a toujours précédé le savoir :

« L'empirisme doit être pour lui la cabane dont parle Descartes et qui sert seulement à se tenir à l'abri pour ne pas coucher à la belle étoile, en attendant que l'édifice scientifique soit construit. »[65]

« L'analogie entre l'art du médecin et la nature médicatrice n'éclaire pas la nature par l'art, mais l'art par la nature. » [66]

Héritier de la médecine mésopotamienne et égyptienne, l'empirisme hippocratique est à la source des conceptions de la médecine opératoire. Il est probable que des découvertes scientifiques soient des réponses à des interrogations philosophiques, car c'est en réfléchissant au comment que les philosophes ont élaboré une réponse dont la science fut un maillon essentiel[I]. La conception organiciste hippocratique définit la médecine opératoire comme une médecine essentiellement d'organe. Ce n'est pas à proprement parlé de la chirurgie, et les traducteurs du corpus hippocratique [édition de 1955] n'ont que très rarement utilisé les mots :

---

[65] Claude Bernard. Principe de médecine expérimentale. PUF. Paris, 1987, p.179

[66] *Ibid.,* p.179

chirurgien, chirurgie, chirurgical [trois fois] dans les 1737 pages du traité. Je pense que l'emploi du mot chirurgie et de ses dérivés est erroné, il est basé sur l'assimilation de concepts historiques ; nous verrons que l'acte chirurgical correspond à une conception englobante, humaniste et holistique. La médecine hippocratique fut avant tout une médecine *organon,* la traduction française du mot grec *organon* par organe est réductrice, car elle n'éclaire pas la complexité de la réflexion des auteurs hellènes. La richesse de la traduction anglaise me semble plus appropriée, organon se décline en anglais par *organ*[67] ou *organo*[68] ou *organon*[69] [pluriel : *organa*] ou *organum*[70] [pluriel : *organa*]. Il ne s'agit pas d'un caprice linguistique, mais d'un éclairage littéraire en fonction du contexte :

- *organ* signifie une partie spécifique avec une fonction spécifique par exemple un œil ;
- *organo* un organe dans le sens de la thérapie ;
- *organon* et *organum* signifient un organe du corps en général.

De là dérive toute une série de mots qui n'ont pas leur équivalent en français : *organogenesis, organoraphy, organoleptic, organology, organotherapy organotropism*, une exception *organicism* qui se traduit en français par organicisme. Tous ces mots dérivent du grec *organon* signifiant organe du corps ou outil et dérivant de la racine indo-européenne *werg*[71], dont les dérivatifs sont à l'origine des mots : travail, organe, énergie, chirurgie… La médecine opératoire hellénique illustre cette complexité d'origine et de

---

[67] The American Heritage. Dictionary of the English language. Éd. Houghton Mifflin Company. New York,1992, p.1275

[68] *Ibid.,* p.1275

[69] *Ibid.,* p.1275

[70] *Ibid.,* p.1275

[71] *Ibid.,* p.2133

traduction. De plus, son savoir limité entraîne des actes réfléchis dans le temps et l'espace :

« Dans les choses où il nous est donné d'avoir le dessus à l'aide des instruments fournis par la nature et par les arts, nous pouvons opérer ; dans les autres, nous ne pouvons pas. »[72]

« Ici il s'agit des opérations manuelles qui se font dans l'officine. À considérer : le malade ; l'opérateur ; les aides ; les instruments ; la lumière ; où et comment ; quelles choses et comment ; où le corps du malade, là les instruments ; le temps ; le mode ; la partie affectée. »[73]

C'est le cadre nosographique qui définit au mieux les opérations manuelles et l'idée même de l'obtention d'une guérison est incluse dans le serment d'Hippocrate qui exclut les actes médicaux à haut risque comme l'opération de la taille : « Je ne pratiquerai pas l'opération de la taille, je la laisserai aux gens qui s'en occupent. »[74] Plus communément, la médecine opératoire hippocratique n'est pas le champ de l'expérimentation et des découvertes, elle est guidée par l'intérêt supérieur du malade. Il faut guérir sans aggraver et soigner avec peu de douleur. En se référant au serment d'Hippocrate, les médecins contemporains partagent implicitement l'idée d'un *primun doloris*[75] qui est à la base de l'utopie chirurgicale actuelle : une guérison sans douleur et si possible sans séquelles :

« Quant à celles des opérations qui se font par incision ou par cautérisation, la célérité ou la lenteur se recommandent

---

[72] Hippocrate. Œuvres complètes. De l'Art, T. I. *Op. Cit.,* p.16
[73] Hippocrate. Œuvres complètes. Le Serment, T. I. *Op. Cit.,* p.3-4
[74] Hippocrate. Œuvres complètes. Le Serment, T. I. *Op. Cit.,* p.3-4
[75] Hippocrate. Œuvres complètes. Du Médecin, T. I. *Op. Cit.,* p.53

également, on les emploie toutes les deux : quand l'opération n'exige qu'une incision, on la fera avec célérité ; l'incisé devant souffrir, il faut que ce qui fait souffrir soit présent le moins de temps possible ; [...] Mais s'il est nécessaire de pratiquer plusieurs incisions, on agira lentement ; la célérité rend la douleur continue et intense, tandis que mettre des intervalles procure quelque relâche aux patients. »[76]

Les médecins hippocratiques vont se méfier des excès de la médecine opératoire et de certains actes potentiellement dangereux :

« Le rachis peut s'incurver à la suite d'une chute : rarement on a triomphé de cette lésion et redressé le blessé. Les succussions sur l'échelle n'ont jamais redressé personne, à ma connaissance du moins ; mais les médecins qui s'en servent sont surtout ceux qui veulent faire l'ébahissement de la foule. La foule, en effet, est saisie d'admiration quand elle voit un homme suspendu, lancé en l'air [...] : ce sont de ces choses dont on parle toujours, sans plus s'inquiéter du résultat, bon ou mauvais, de la manœuvre. [...] Quant à moi, j'ai eu honte d'employer la succussion dans tous les accidents de ce genre, parce que ce procédé est plutôt le fait de charlatans. »[77]

« Il y a adresse de la main quand incisant ou cautérisant, on n'incise on ne brûle ni partie nerveuse ni veine ; quand opérant un empyème par cautérisation ou par incision, on arrive au pus ; quand on réduit régulièrement les fractures ; quand on remet régulièrement en place ce qui a été démis ; quand saisissant ce qui doit être saisi avec vigueur, on comprime ; quand saisissant ce qui doit être saisi doucement,

---

[76] Hippocrate. Œuvres complètes. Des maladies, T. II. *Op. Cit.*, p.241
[77] Hippocrate. Œuvres complètes. Des Articulations, T. IV. *Op. Cit.*, p.305

on ne comprime pas ; quand on applique un bandage sans rendre tordu ce qui est droit ni comprimer ce qu'il ne faut pas ; et quand, palpant en quelque lieu que ce soit, on ne cause pas de la douleur inutilement. »[78]

3.6 Synthèse

En libérant la médecine et la médecine opératoire de toute référence magique, le corpus hippocratique s'est démarqué de la médecine mésopotamienne et égyptienne. Cette vision médicale en se référant à un code de bonne pratique, le serment d'Hippocrate, s'est affranchie du besoin d'un code législatif. La médecine opératoire hippocratique parachève deux théories médicales : une conception organiciste, une conception humaniste et holistique reposant sur le serment d'Hippocrate. L'acte chirurgical fut porté par un besoin de soin et la nécessité du serment :

« Je dirigerai le régime des malades, à leur avantage, suivant mes forces et mon jugement, et je m'abstiendrai de tout mal et de toute injustice… » [79] « On laissera de côté les bandages élégants et de disposition théâtrale qui ne servent à rien ; cela est misérable, sent tout à fait le charlatanisme […] le patient demande non de la parure, mais du soulagement. »[80]

---

[78] Hippocrate. Œuvres complètes. Des Articulations, T. IV. *Op. Cit.,* p.241

[79] Hippocrate. Œuvres complètes. Le Serment, T. I. *Op. Cit.,* p.3

[80] Hippocrate. Œuvres complètes. Du Médecin, T. I. Op. *Cit.,* p.53

4. Celse et Pline

4.1. *Manu curet.* Problème de définition

Dans son *Traité de la médecine*[81], Celse consacre les deux derniers tomes de son encyclopédie à la troisième partie de la thérapeutique, la médecine opératoire ou *Manu curet* [23 ans après J.-C.] : « *Tertiam esse medicinæ partem, quæ manu curet, et vulgo notum, et a me propositum est.* »[82]

Pour Guy de Chauliac, *Manu curet* est la traduction latine du grec *kheirourgia,* provenant de *kheirourgos,* signifiant travailler avec ses mains. Dans le corpus hippocratique, *kheirourgia* concerne la partie de la thérapeutique concernant la médecine opératoire. Celse fut l'un des premiers à définir sémantiquement la médecine opératoire, son œuvre contient pour Gaffiot[83] les premières utilisations latines des mots *chirurgus*[84] et *chirurgi*[85]. Cependant, la traduction française de Marcel des Etangs n'est pas exempte d'interprétations contextuelles et on en trouve de nombreuses variantes dans son texte, par exemple *celebres viri*[86] est traduit par célèbre chirurgien. Mais peut-on supposer que Celse fut le premier à concevoir puis à utiliser les mots *chirurgi* et *chirurgus* ? Dans

---

81 Celse. Traité de la médecine. Trad. M. des Étangs. Éd. Firmin Didot. Paris, 1859.

82 Celse. Traité de la médecine. Livre VII. *Op. Cit.,* p.200

83 François Gaffiot. Dictionnaire latin - français. Éd. Hachette. Paris, 1934, p.301

84 Celse. Traité de la médecine. Livre VII. *Op. Cit.,* p.200

85 Celse. Traité de la médecine. Livre VII. *Op. Cit.,* p.201

86 Celse. Traité de la médecine. Livre VII. Op. Cit., p.200

son introduction, Marcel des Etangs[87] précise les difficultés qu'a eues Celse pour écrire son livre en latin, car chez les Romains, la langue médicale écrite était le grec. Il créa donc une abondante terminologie latine, cependant l'utilisation par Celse des mots *chirurgi* et *chirurgus* est discutable, car :

– premièrement, je n'ai trouvé l'emploi du mot *chirurgus* que deux fois dans le livre de Celse en dehors des *interprétations* du traducteur ;

– deuxièmement, Marcel des Etangs écrit (dans l'introduction de sa traduction) :

« C'est avec raison que Choulant fait remarquer que Celse est de tous les auteurs de l'antiquité latine celui qui a le plus souffert de l'ineurie des moines et des copistes. »[88]

Ainsi, on peut raisonnablement penser que les différents copistes et traducteurs ont dû au cours des siècles utiliser des mots nouveaux pour désigner une idée ancienne. La traduction de Marcel des Etangs en est le meilleur exemple. Abusivement, il utilise *abusivement* les mots chirurgie et chirurgiens :

- Il est incontestable au contraire que la chirurgie

  « *AT in ea parte, quæ manu curat, evidens est, omnen profectum* » ;[89]

- Quelques chirurgiens sont dans l'usage de soumettre les jeunes sujets à l'infibulation ;

  « *Infibulare quoque adolescentulos interdum vocis.* »[90] ;

- Certains chirurgiens vont jusqu'à prétendre que la récidive est constante.

[87] Celse. Traité de la médecine. Livre VII. *Op. Cit.,* p.VI.
[88] Celse. Traité de la médecine. Livre VII. *Op. Cit.,* p.VI.
[89] Celse. Traité de la médecine. Livre VII. *Op. Cit.,* p.200
[90] Celse. Traité de la médecine. Livre VII. *Op. Cit.,* p.234

« *Quidam semper iterum excidere contendun.* »[91]

Toutefois, le problème fondamental n'est pas que Celse fut le premier à utiliser le mot *chirurgus,* car à travers l'emploi du mot transparaît la naissance d'une fonction. L'utilisation sémantique de *chirurgi* et *chirurgus* répond à la reconnaissance d'un concept débordant les problèmes de la traduction littérale hippocratique. Si la traduction de *kheirourgia* par *manu curet* ou *chirurgi* n'est pas essentielle, elle témoigne de l'évolution des idées médicales, et Celse définit l'art opératoire comme un concept novateur qui est séparé des autres thérapeutiques :

« La troisième partie de la médecine a pour objet de guérir par le secours de la main ; c'est là ce que personne n'ignore et ce que j'ai eu déjà l'occasion d'établir. Il ne s'ensuit pas cependant qu'elle oublie de tenir compte des remèdes et du régime ; seulement elle place en première ligne les opérations manuelles. Des diverses branches de l'art, il n'est pas non plus dont les résultats soient plus évidents. On peut dire en effet que, dans les maladies abandonnées au régime, la fortune intervient pour une large part, et qu'en voyant souvent les mêmes choses se montrer parfois utiles et d'autres fois impuissantes, il est permis de douter si le retour à la santé atteste plutôt les bienfaits de la médecine que l'excellence du tempérament. La même observation s'applique aux maladies contre lesquelles on veut surtout éprouver les vertus des médicaments ; et bien qu'ici l'influence des moyens curatifs soit plus facile à saisir, il est encore manifeste que, dans nombre de cas, on attend vainement une guérison qui s'opère d'elle-même. [...] Il est incontestable au contraire que la chirurgie, malgré l'appui qu'elle reçoit des autres méthodes, est seule en état de décider du succès. Cette partie de l'art de guérir est celle

[91] Celse. Traité de la médecine. Livre VII. *Op. Cit.,* p.275

aussi dont l'Antiquité est le plus reculée, et néanmoins aucun de ceux qui précèdent Hippocrate ne sut la cultiver avec autant de soin que ce père de toute médecine. Séparée plus tard des autres branches, elle eut des maîtres particuliers et fit des progrès en Égypte, grâce surtout à Philoxène, qui a composé sur la matière un traité spécial en plusieurs volumes. Gorgias, Sostrate, Héron, les deux Apollonius, Ammon d'Alexandrie et bien d'autres chirurgiens célèbres lui ont également apporté le tribut de leurs découvertes. »[92]

Cette définition du concept *manu curet* justifie, *a posteriori,* l'introduction audacieuse de Celse d'un art médical nouveau côtoyant les autres thérapeutiques médicales. À la fin de son introduction, Celse fait une description déifiant des médecins opératoires : il préconise qu'ils soient jeunes, adroits avec une vision pénétrante, relativement insensible, obsédée du but et possédant des connaissances universelles :

« Il faut que le chirurgien soit jeune et/ou voisin encore de la jeunesse ; il doit avoir la main exercée, ferme jamais tremblante et se servir aussi facilement de la gauche que de la droite ; sa vue sera nette et perçante, son cœur inaccessible à la crainte ; et, dans sa pitié se proposant avant tout de guérir le malade, loin de se laisser ébranler par ses cris au point de montrer plus de précipitation que le cas ne l'exige ou de couper moins qu'il ne faut, il règlera son opération comme si les plaintes du patient n'arrivaient pas jusqu'à lui. Mais on demandera peut-être quelles sont les attributions réelles de la chirurgie, puisque ceux qui la cultivent réclament pour elle le traitement des plaies et des blessures que j'ai cru devoir exposer ailleurs. J'admets quant à moi que le même homme peut embrasser la science dans son ensemble, et malgré les divisions établies, j'applaudis à celui qui se rapproche le plus de l'universalité. Toutefois, il faut, je crois, laisser à la

---

[92] Celse. Traité de la médecine. Livre VII. *Op. Cit.,* p.200-201

chirurgie les cas où les blessures sont le fait de l'opérateur, et non le résultat d'un accident. J'en dis autant des plaies et des ulcères où j'estime le secours de la main plus efficace que l'application des remèdes, et je lui abandonne aussi tout ce qui concerne les os. »[93]

Cette description se rapproche d'un vieux proverbe français faisant appel à l'observation et au bon sens, selon lequel un médecin jeune a des gestes plus précis qu'un homme âgé, qui malgré ses connaissances, peut être atteint du tremblement des vieillards : « Vieil médecin et jeune barbier (chirurgien). »[94] L'idée d'un chirurgien divinisé a persisté et, dans une période d'euphorie médicale, un professeur américain écrivait au début du 20e siècle [1905] :

« Il n'y a pas de science qui demande autant de contrôle, de patience et de courage que la chirurgie, aucune ne demande autant de self contrôle, de volonté, et de détermination humaine, ce sont les vielles qualité puritaines qui ressortent chez les chirurgiens américains, qui maintenant demandent l'admiration, du monde civilisé. »[95]

Cette apologie chirurgicale trouve son apogée dans le discours que Paul Valéry[96] prononça le 17 octobre 1938, à la séance inaugurale du Congrès de Chirurgie[97] :

---

[93] Celse. Traité de la médecine. Livre VII. *Op. Cit.,* p.200-201

[94] Le Roux de Lincy. Le livre des proverbes des proverbes français. T2. Éd. Adolphe Delahays. Paris, 1859, p.435

[95] R. Cooter, J. Pickstone. Medecine in the 20th century. Éd. Harwood academic publishers. London, 2000, p.654

[96] Paul Valéry. Réflexions simples sur le corps. André et Pierre Gonin, Paris, E.A.D., 1967
Il s'agit d'un recueil des textes intéressant la médecine écrit par Paul Valéry. Cette édition magnifiquement illustrée par Hans Herny a été publiée en 250 exemplaires.

[97] Paul Valéry était le président d'honneur il avait été probablement invité par Henri Mondor le secrétaire général de la société de Chirurgie.

« Je pense, songe quelquefois à toutes les virtualités que votre journée de travail doit tenir disponibles en vous, prêtes à passer de la puissance à l'acte, du problème inattendu à la décision, de la décision à l'exécution, sous-pression de temps, sous pression *morale,* et parfois sociale, et parfois sentimentale. Puis l'action même : [...] et la réalité telle quelle se révélant, confirmant, infirmant plus ou moins l'idée que l'on s'était faite par le diagnostic et les examens variés. Là, l'imprévu ; les découvertes plus ou moins fâcheuses ; de nouvelles décisions à improviser, suivies de l'acte immédiat. Tout ceci demande un si riche recueil de facultés, une mémoire si prompte et si pleine, une

science si sûre [...] une présence d'esprit si vive, une résistance physique, une acuité sensorielle, une précision des gestes si peu commune, que la coïncidence de tant de ressources distinctes, dans un individu, fait du chirurgien un cas tout à fait peu probable à observer, et contre l'existence duquel il serait prudent de parier. Et cependant, MESSIEURS, vous êtes... »[98]

Dans ce contexte, les écrits de Celse paraissent étonnamment contemporains, ils se rapprochent de la conception d'une chirurgie curatrice dont le fondement repose sur l'empirisme et le scientisme[99]. La médecine opératoire de Celse en se basant sur les relations causales, la technicité, la valeur humaine va quitter temporairement le domaine de

---

Mondor qui 'intéressait à la littérature entretenait une correspondance avec Paul Valéry. Paul Valéry. Discours aux Chirurgiens. Éd. Gallimard. Paris, 1938

[98] Paul Valéry. Discours aux Chirurgiens. Éd. Gallimard. Paris, 1938, p.20-21

[99] L'empirisme doit être pour lui la cabane dont parle Descartes et qui sert seulement à se tenir à l'abri pour ne pas coucher à la belle étoile, en attendant que l'édifice scientifique soit construit. Claude Bernard. *Op. Cit.* p.179

l'impéritie. En élargissant son champ médical elle permit l'émergence d'un art chirurgical premier.

4.2. *Chirurgi* et *chirurgus*

En décrivant le traitement du corps visible, l'œuvre de Celse prend une dimension médicale historique, car elle s'intéresse à l'intériorité du corps. Elle est prémonitoire d'une conception médicale basée sur une anatomie physique et l'on peut considérer, comme Boerhave, que Celse est : « Le premier de tous les anciens et même des modernes en fait de chirurgie. »[100] L'un des exemples les plus contributifs est l'opération de la taille latérale, dénommée jusqu'au début du 20e siècle la méthode de Celse ![101] Cette opération, par laquelle on exclut les calculs de la vessie, était interdite par le serment d'Hippocrate : « Je ne pratiquerai pas l'opération de la taille, je la laisserai aux gens qui s'en occupent. » [102] On doit à Celse la première description du traitement de la lithiase urinaire. Il apparaît comme un novateur, mais aussi comme un compilateur du savoir, car il précisait que l'opération de la taille était déjà décrite :

« Mais Médès, trouvant l'instrument trop faible… en conséquence il a imaginé un instrument droit. […] Ammonius est l'inventeur de ce procédé, qui lui a valu le surnom de lithotomiste, et que l'on exécute de la manière suivante. Le crochet doit d'abord embrasser le calcul assez fortement pour le maintenir au moment de la percussion et l'empêcher de fuir en arrière. On prend ensuite un instrument d'une grosseur médiocre, et qui va en s'amincissant par un bout pour former une pointe émoussée. C'est cette extrémité

---

[100] Celse. Traité de la médecine. *Op. Cit.,* Introduction, p.V
[101] Celse. Traité de la médecine. Livre VII. *Op. Cit.,* p.286
[102] Hippocrate. Œuvres complètes. Le Serment, T. I. *Op. Cit.,* p.3-4

qu'on appuie sur la pierre, tandis que l'on frappe sur l'autre bout pour la diviser. »[103]

Dans la description chirurgicale, la technique est détaillée avec de nombreuses variantes selon l'âge, le sexe, la forme de la pierre et les écoles chirurgicales ; le texte se termine par la description et le traitement des complications hémorragiques et infectieuses :

« Cette opération est trop périlleuse pour ne souffrir aucune précipitation [...] Ce n'est pas qu'on ne puisse trouver en médecine d'heureuses témérités ; mais c'est qu'ici les espérances sont trop souvent déçues, et qu'à diverses époques surviennent des accidents divers, que j'aurai soin de signaler en décrivant la taille elle-même. »[104]

La description de Celse fut oubliée avant même d'être diffusée et l'intervention de la taille restera jusqu'au 19e siècle un acte chirurgical hasardeux et relégué aux miracles divins. Jacques de Voragine dans les récits hagiographiques de la Légende Doré, attribut la guérison miraculeuse de la maladie de la pierre à saint Dominique : « En Sicile, à Augusta, comme une jeune fille qui souffrait de la maladie de la pierre... »[105] Pour comprendre la portée intellectuelle de l'œuvre de Celse, il suffit de la mettre en parallèle avec le texte de Duclos qui au 15e siècle relégua l'opération de la pierre dans les limbes de l'expérimentation : J'aborderai dans la dernière partie de mon travail, le symbolisme de cette opération, au travers de l'expérimentation humaine :

« Les médecins et chirurgiens ayant su qu'il (un condamné à mort) était incommodé de la pierre, présentèrent (en 1474)

---

[103] Celse. Traité de la médecine. Livre VII. *Op. Cit.,* p.237-238

[104] *Ibid.,* p.235

[105] Jacques de Voragine. La légende dorée. PUF. Paris, 2004, p.600

une requête que plusieurs personnes étaient travaillées du même mal ; qu'il était fort douteux que l'opération de la taille pût leur sauver la vie ; mais que l'on pouvait en faire l'épreuve sur un criminel. »[106]

Dans son septième livre Celse, décrit d'autres interventions chirurgicales : digestives, urologiques, ophtalmologiques et même de la *chirurgie* plastique. Il donna au corps une dimension *anthropobiologique* née d'une anatomie physique et d'une thérapeutique mécanique, qui n'est pas sans rappeler la *chirurgie* indienne du traité chirurgical le Samhita :

« Une troisième application de la chirurgie consiste à réparer les pertes de substances ; mais comme la méthode pour l'oreille est la même que pour les restaurations du nez et des lèvres, j'en traiterai dans un seul article. »[107]

4.3. Pline : Un historien contemporain

Dans le XXIXe livre d'*Histoire naturelle*, Pline décrit des *Remèdes tirés des animaux.* Avant d'aborder ce thème, il consacre plusieurs pages à l'histoire de la médecine et de la chirurgie. Néanmoins, un demi-siècle après la parution de l'Encyclopédie de Celse, Pline a oublié ou négligé l'apport de celui qui fut son contemporain :

« La nature des remèdes, le grand nombre de ceux dont il sera question, comme de ceux dont on vient de parler nous oblige à traiter plus longuement de l'art médical lui-même, sans

---

[106] Duclos, Œuvre, T III, p.51. *In* Paul Émile Littré. Dictionnaire de la langue française. *Op. Cit.*, p.6179
[107] Celse. Traité de la médecine. Livre VII. *Op. Cit.,* p.218

ignorer pourtant que personne n'a encore abordé en latin ce sujet. »[108]

Dans *Histoire de la médecine*, il décrit une ancienne profession qui exerçait la médecine opératoire, le *vulnéraire* :

« Cassius Hemina, l'un des plus vieux auteurs, rapporte que le premier médecin qui vint à Rome arriva du Péloponnèse. Ce fut Archagathus, fils de Lysanias, sous le consulat de L. Aemilius et de M. Livus, en l'an de Rome 535 (219 av. J.-C.) ; on lui donna le droit de quiritaire et une boutique achetée sur les fonds publics, au carrefour Acillius. Il fut appelé, d'après son talent, "le vulnéraire" [...], mais bientôt sa cruauté à trancher et à brûler lui valut le surnom de bourreau et fit prendre en dégoût la médecine et tous les médecins : c'est ce qui ressort très clairement des écrits de M. Caton. »[109]

L'étymologie de *vulnéraire* vient du latin *vulnerarius*[110], qui se rapporte aux plaies. Cette profession était encore d'actualité du temps de Claude[111] :

« L'empereur Claude confisqua par une condamnation dix millions de sesterces au chirurgien[112] Alcon, et que celui-ci,

---

[108] Pline l'ancien. Histoire Naturelle : Livre XXIX. Éd. A. Ernout, Les Belles Lettres. Trad. A. Ernout, J. André. Paris, 1962, p.19
[109] *Ibid.,* p.24
[110] François Gaffiot. Dictionnaire latin - français. Éd. Hachette. Paris, 1934, p.1697
[111] L'empereur Claude (10 av. J.-C. / 54 apr. J.-C.)
[112] Il s'agit d'une interprétation du traducteur car dans le texte en latin le mot chirurgien n'est pas employé, Pline écrit à la place : « *Alconti uolnerum medico* » Pline l'ancien. Histoire Naturelle : Livre XXIX. *Op. Cit.,* p.27

exilé en Gaule, puis rappelé n'en regagna guère moins en peu d'années. »[113]

Comme Celse, Pline identifia dans la fonction médicale une activité singulière qui reliait les blessures à l'art de soigner. En mentionnant le surnom donné par les Romains au premier des médecins opératoires, le vulnéraire, il témoignait d'un besoin d'identification d'une pratique médicale naissante. Certes, la démarche était balbutiante et n'a pas abouti dans l'esprit de Pline à une professionnalisation ; il s'agissait de la reconnaissance d'une charge directement liée à une fonction d'expert. En accordant au vulnéraire le titre de bourreau, Pline s'est rapproché de l'humanité de Celse, l'acte chirurgical est porté chez Pline par un besoin de soin et une obligation d'humanité limitant la technique chirurgicale. Dans les œuvres de Pline, on voit apparaître la reconnaissance d'une profession et la naissance d'une dénomination. V*ulnéraire* est le qualificatif d'une fonction médicale signifiant celui qui, par l'expérience, a acquis une grande habileté dans le traitement des plaies. C'est un nom donné à des hommes possédant la connaissance médicale *acquise de certaines choses et commis pour les faire*. Mais, vulnéraire ou chirurgien ne veut pas dire expérimenté, même si la médecine opératoire est le plus souvent acquise par l'usage, les mots confèrent une habileté spéciale qui installe le médecin dans un rôle d'expert. L'acception de *vulnéraire* et de chirurgien, dans un sens purement nominal, c'est plus que la conclusion d'un syllogisme démonstratif, car elle renvoie aux problèmes fondamentaux soulevés par le nominalisme antique. Faut-il concevoir comme Guillaume d'Ocklam l'émergence d'un concept chirurgical premier, responsable de la naissance d'un signe vocal puis d'un signe écrit ? Ou comme Aristote une thèse sémantique selon laquelle les mots écrits signifient les mots oraux qui eux même signifient les

---

113 *Ibid.,* p.27

concepts ? [114] Concrètement, chez les romains, la médecine opératoire est-elle une science conceptuelle ou une science aristotélicienne finaliste et exacte ? Cette question est porteuse d'une partie de la problématique chirurgicale actuelle. Mais, la médecine opératoire chez les anciens ne pouvait pas se couper du contexte social ; pour René Briau, les médecins romains étaient des esclaves, des affranchis ou des étrangers. L'amélioration de la condition de vie des médecins et l'humanisation de la médecine furent liées aux modifications de la société :

« Déjà Cicéron veut que l'on distingue les professions libérales et les professions serviles ; il en sépare même les professions savantes, au premier rang desquelles il met la médecine. Ensuite, Jules César accorde le droit de cité aux médecins et aux professeurs. Puis vint l'empereur Auguste, qui augmente leurs prérogatives. Enfin, sous ses successeurs, les privilèges accordés aux médecins deviennent de plus en plus étendus. » [115]

4.4. Synthèse

Pour Celse le corps fut à la fois articulaire, enveloppe et intériorité, cette vision globale du corps humain repose sur une analyse rationnelle des causes grâce à la connaissance anatomique. L'anatomie de Celse est appliquée, elle s'appuie sur la dissection, reprenant l'expression de Le Breton *L'homme anatomisé*[116]. Mais loin du savoir anatomique attribué à l'Italie du Quattrocento, Celse apparaît comme un

---

[114] Alain de Libera. *In* Dominique Lecourt. Dictionnaire d'histoire et philosophie des sciences. Éd. PUF. Paris, 1999, p.694-698

[115] René Briau. Mémoire sur l'assistance médicale chez les Romains. TVIII, II° partie. Éd. S. Etrang. Paris, 1874, p.128-129

[116] David Le Breton. Anthropologie du corps et modernité. Quadrige, PUF. Paris, 1990, p.47

précurseur, car son corps anatomisé est indissociable de l'homme. Certes, la dissection appliquée à l'homme n'était pas inconnue avant Celse, car Hérophile et Érasistrate la pratiquaient chez des condamnés à mort. Mais, le morcellement d'hommes vivants par Hérophile et Érasistrate séparait l'esprit de la chair, il s'agissait d'une anatomie purement abstractive. Cette incapacité de percevoir l'intégrité d'un corps souffrant est fermement combattue par Celse. Pour lui l'homme quelles que soient ses fautes, reste ontologiquement entier, car la discision des chairs, en entraînant la souffrance de l'esprit, ne justifie pas l'anéantissement de l'âme :

« Je reviens à mon sujet, et je pense que la médecine doit être rationnelle, en ne puisant cependant ses indications que dans les causes évidentes ; la recherche des causes occultes pouvant exercer l'esprit du médecin, mais devant être bannie de la pratique de l'art. Je pense aussi qu'il est à la fois inutile et cruel d'ouvrir des corps vivants, mais qu'il est nécessaire à ceux qui cultivent la science de se livrer à la dissection des cadavres ; car ils doivent connaître le siège et la disposition des organes, objets que les cadavres nous représentent plus exactement que l'homme vivant et blessé. Quant aux choses qui ne se révèlent que pendant la vie, l'expérience nous en instruira dans le pansement des blessures, d'une manière plus lente, il est vrai, mais plus conforme à l'humanité. »[117]

C'est la prise en compte de l'humanité du corps qui transforme la médecine opératoire antique en un acte chirurgical. On peut arbitrairement diviser l'histoire de la chirurgie en deux parties, avant et après l'utilisation probable du mot chirurgie. La première partie va de l'époque mésopotamienne à la période post-hippocratique, elle pose les bases d'une médecine manuelle opératoire. La seconde

[117] Celse. Traité de la médecine. Livre VII. *Op. Cit.,* p.11

partie débute aux travaux de Celse, et correspond à l'émergence du concept chirurgical. Cette évolution est culturelle et sociétale, la perception de l'ontologie du corps, elle ne porte pas que sur les actes techniques, mais aussi sur les idées, car contrairement à ce qu'il est communément admis, la médecine opératoire a permis dès son origine l'élaboration de gestes manuels complexes. Avec Celse, on voit apparaître dans la société latine la reconnaissance d'une qualification basée sur l'humanité du corps, car seuls la conscience et le respect de l'âme séparent les médecins opérateurs des chirurgiens. L'acte chirurgical est porté par un besoin de soin et la nécessité d'humanité, attention il ne s'agit pas de moralité, car si l'essence de la chirurgie est morale, sa mise en pratique obéit à un ordre sociétal essentiellement économique :

« Jusque-là ces diverses théories ne sont qu'inutiles ; mais ce qui est cruel, c'est d'ouvrir les entrailles à des hommes vivants et de faire d'un art conservateur de la vie humaine l'instrument d'une mort atroce, surtout quand les questions qu'on essaye de résoudre à l'aide de ces affreuses violences, ou demeurent complètement insolubles, ou pourraient être éclaircies sans crime. »[118]

[118] Celse. Traité de la médecine. Livre VII. *Op. Cit.,* p.6

5. Galien

5.1 Concept finaliste

En considérant la médecine opératoire comme l'une des branches de la thérapeutique médicale, au même titre que la diététique et la pharmacologie, Galien modifie le concept chirurgical de Celse :

« La sémiotique a comme parties le diagnostic des phénomènes présents et le pronostic des phénomènes futurs. La thérapeutique à la chirurgie, la diététique et la pharmacologie — nous devons nous souvenir qu'ils appellent des mêmes noms les opérations et les disciplines par lesquelles nous opérons. »[119]

Dans la conception galénique finaliste[120], le mot chirurgien n'a pas le sens d'un concept isolé, *le corps est un et indivisible.* À mon sens, les mots chirurgien et chirurgie utilisés par les traducteurs de Galien ne sont que des qualificatifs. Car, pour séparer le chirurgien du médecin, il aurait fallu accepter une médecine opératoire (empirique) séparant la forme de la fonction finale ; le chirurgien s'occupant de la forme et le médecin de la fonction. Cette

---

[119] Galien. Traités philosophiques et logiques. Trad. P. Pellegrin, C. Dalimier, JP Levet. Éd. GF Flammarion. Paris, 1998, p101-102

[120] Finalisme : Doctrine de l'Être qui assigne à toute forme d'existence un plan, un projet ou une intention réglant l'adéquation de ses caractéristiques à une destination préfixée. Patrick Tort. Dictionnaire du Darwinisme et de L'Évolution. PUF. Paris, 1996, p.1660

conception est contraire à la pensée galénique pour qui forme et fonction sont indissociables. Le corps est une sorte de machine conçue et formée par un créateur omniscient pour accomplir certaines fonctions. Galien pensait que la fonction est première par rapport à l'organe, c'est la fonction qui justifie l'existence et la structure de chaque organe fabriqué par le Créateur, la vie n'est que l'expression finaliste de sa volonté créatrice. Le geste chirurgical isolé de Celse (basé sur l'organe), issu des relations causales et de la technicité, n'a plus sa place en tant que concept fondateur. Galien rejoint la pensée aristotélicienne pour qui la nature formelle a plus d'importance que la nature matérielle, l'âme prend le pas sur la matière et par analogie la médecine sur la *chirurgie*. De fait, en dehors de son traité d'anatomie et des sempiternels traitements par emplâtres des plaies et des fractures, la médecine opératoire est absente des textes connus de Galien. C'est en prenant l'exemple symbolique de la main [car elle est le propre de l'homme] que l'on perçoit l'impossibilité pour Galien de considérer la médecine opératoire en tant qu'une entité indépendante :

« Ainsi l'homme est le plus sage de tous les animaux, ainsi les mains sont des instruments qui conviennent à un être sage, car l'homme n'est pas le plus sage des animaux parce qu'il a des mains, comme le dit Anaxagore, mais il a des mains parce qu'il est le plus sage comme le proclame Aristote. En effet, ce n'est pas par ses mains, mais par sa raison que l'homme a appris les arts : les mains sont un instrument, comme la lyre pour le musicien, comme la tenaille pour le forgeron. »[121]

La paternité de cette conception où le couple forme-fonction n'est justifiable qu'au regard de la finalité revient à

---

[121] Galien. De l'usage des parties, I, 3. Trad. Ch. Daremberg. Éd. J.B. Baillière. Paris, 1864, p.114

Aristote[122]. Elle s'oppose à celle de Celse qui est plus proche des conceptions des présocratiques et des stoïciens :

« Anaxagore, Démocrite et les stoïciens disent que la fortune est une cause invisible à la raison humaine. En effet, les choses se produisent soit par nécessité, soit par destin, soit par choix volontaire, soit par fortune, soit par hasard. »[123]

« Ce n'est pas, en effet, la main, absolument parlant, qui est une partie de l'homme, mais seulement la main capable d'accomplir son travail, donc la main animée ; inanimée, elle n'est pas une partie de l'homme. »[124]

---

[122] Une définition claire pour Aristote ne doit pas se contenter d'exprimer un fait, il faut aussi que la cause y soit présente et rendue manifeste, la causalité est importante dans la science aristotélicienne car expliquer consiste à donner les causes. Aristote définit quatre causes nécessaires, la cause formelle, matérielle, efficiente et finale, elles servent à expliciter la notion de définition : « Il ne faut pas en effet se contenter dans l'énoncé d'une définition, d'exprimer un fait comme c'est le cas dans la plupart des définitions : il faut aussi que la cause y soit présente et rendue manifeste. » Aristote, De l'Âme, II, 1,2, traduction E. Barbotin, Éd. Les Belles Lettres, 1968, p.32
(La pensée aristotélicienne a une vision finaliste, car si la cause est présente dans la définition, elle en devient sa finalité. Si on applique le raisonnement d'Aristote à la chirurgie, on peut dire que la cause finale de la chirurgie c'est la santé. Cette conception aristotélicienne ne laisse pas d'espace à des gestes porteurs d'inhumanité ; hors de la santé il n'y pas d'espace pour la chirurgie : « La cause est aussi la fin, c'est-à-dire la cause finale. Par exemple, la santé est la cause de la promenade. Pourquoi, en effet, se promène-t-on ? Nous répondons : pour bien porter, et, en parlant ainsi, nous pensons avoir rendu compte de la cause. » Aristote, Métaphysique, II, 1013a, traduction J. Tricot, Éd. Vrin, 1991)

[123] Aristote. Parties des Animaux, IV, X, 687, a7. *In* Jean-Paul Dumont. Les présocratiques. Éd. Gallimard, Bibliothèque la Pléiade. Paris ; 1988, p.666

[124] Aristote. Métaphysique, Z, 11, 1036b. Trad. J. Tricot. Éd. Vrin. Paris, 1981, p. X

La médecine opératoire de Galien ne pouvait pas se séparer de la médecine, car elle était dépendante de la compréhension de l'acte :

« Le médecin retirera encore de ce traité, et de la connaissance des fonctions, un grand avantage pour la thérapeutique. En effet, lorsqu'il s'agit de couper, de circonscrire, d'enlever une partie qui est pour ainsi dire tombée en putréfaction, ou d'extraire, soit une flèche, soit un trait, connaissant quelle est l'utilité des parties, il saura quelle partie on peut tailler hardiment et quelle il faut ménager. »[125]

En n'acceptant pas les trois fondements de l'acte chirurgical : l'empirisme (basé sur la causalité), la technicité, et l'humanité, Galien pouvait-il utiliser les mots chirurgie, chirurgien et chirurgical ? Je ne le pense pas et l'emploi de ces termes par les traducteurs successifs : grecs, latins, arabes et français est sûrement abusif ? Retenons que Galien a écrit ses livres en grec et la définition de la troisième branche de la thérapeutique en grec, c'est le *kheirourgia* traduit en latin par *manu curet* :

« Nous avons une fois pour toutes choisi la langue nommée "langue commune". Tant pis si c'est une langue attique — la langue d'Athènes ayant elle-même subi pas mal de changements — ou toute autre langue. Nous voulons conserver cette langue, et tenter de ne pas pécher contre ses règles en évitant l'emploi de mots inadéquats et les confusions de termes. »[126]

---

[125] Galien. De l'utilité des parties du corps humain, I, Livre 17. *In* Galien. Oeuvres médicales choisies I. Éd. Gallimard. Paris, 1994, p.327

[126] Galien. Épitomé en Quatre parties. Sur l'emploi correct des termes. Éd. Union latine d'édition. Paris, 1962, p.110

Ainsi, l'utilisation des mots *chirurgien* et *chirurgie* par les traducteurs se situe hors d'un contexte historique. De plus, les mots, chirurgien, chirurgie et chirurgical n'ont pas de sens chez Galien, car on ne perçoit pas chez lui l'émergence d'un concept libérateur séparant la forme de la fonction.

En résumé, dans une pensée finaliste, la *chirurgie* de la forme n'a pas de sens par rapport à la médecine de la fonction. Galien se situe à un croisement de la connaissance, il est un récepteur, un déchiffreur et un orienteur du savoir. Ses choix intellectuels ont façonné la médecine opératoire pendant plus de dix siècles. Cependant, avant Galien, il existait une médecine opératoire ambitieuse très bien décrite par Celse. Que s'est-il donc passé deux siècles apr. J.-C. ? Galien fut-il un limiteur du savoir ou répond-il à une question insidieuse sociale et religieuse, l'intronisation du raisonnable dans l'acte médical ?

5.2 Savoir médical

La société romaine a fait périr lors des jeux du cirque et des combats de gladiateurs des milliers d'êtres humains. Dans ce contexte, où le respect de la vie disparaît au profit de l'agrément de masse, on peut supposer que la connaissance du corps aurait pu trouver une assise à son développement. Ces corps, éventrés, démembrés, auraient dû aider les anatomistes ; il n'en fut rien ! Chez le plus célèbre d'entre eux, Galien, on ne trouve aucun écrit justifiant la dissection anatomique sur les corps des suppliciés. Ce qui empêcha Galien de disséquer des cadavres, ce n'est pas la difficulté de se procurer des corps, car il fut de 158 à 161[127] le médecin attaché aux gladiateurs de Pergame ; il préparait ceux-ci au combat et soignait les blessés auxquels on accordait la vie.

[127] Âgé de 28 ans (158) il fut le médecin des gladiateurs à Pergame jusqu'en 161.

Plus généralement le serment des gladiateurs confirme l'importance du rôle du médecin :

« Il faut te soumettre à la discipline : manger suivant l'ordre, t'abstenir de friandises ; faire l'exercice même malgré toi, à heure réglée, en été comme en hiver ; ne pas boire froid, ne pas boire de vin s'il s'en présente ; enfin t'abandonner au laniste entièrement comme au médecin. »[128]

Il y a chez Galien un respect de l'homme qui s'opposa à toute *vivisection humaine.* Sa conception du corps était avant tout philosophique :

« Qui ne concevra pas aussitôt qu'une intelligence douée d'une puissance admirable plane sur la terre et pénètre dans toutes les parties ? [...] Ces avantages, en quelque nombre et quels qu'ils soient, le présent livre les expose comme le fait une bonne épode, c'est-à-dire comme un de ces poèmes lyriques qu'on chante debout devant les autels, pour célébrer les dieux. »[129]

L'origine divine du corps humain entraîne *ipso facto* dans la pensée galénique une révérence de l'être. Par-delà l'homme, c'est le divin que l'on agresse. Dans ce contexte, l'art de la dissection est relégué à l'incompréhensible et à l'inavouable. Pour Galien, la connaissance de l'utilité des parties à une valeur philosophique plus importante que la connaissance médicale, elle est la base de sa théologie :

---

[128] Arrien. Dissertation d'Épithète, livre III, chapitre XV. *In* R. Briau. Mémoire sur l'assistance médicale chez les Romains. Éd. Académie des inscriptions et belles-lettres. Paris. 1874. p.145

[129] Galien. Épitomé en Quatre parties. De l'utilité des parties : Épilogue. *Op. Cit.,* p.171

« Alors ce qui lui semblait d'abord peu de chose, je veux dire la recherche de l'utilité des parties, constituera pour lui le principe d'une théologie parfaite [...]. La recherche de l'utilité des parties n'importe donc pas seulement au médecin, mais plus encore au philosophe qu'au médecin, si le philosophe tient à posséder la science de la nature entière et veut être initié à tous ses mystères. »[130]

C'est l'idée philosophique du corps dans la société romaine qui empêcha Galien de progresser dans sa connaissance de l'humain. Si tuer par jeux, qu'ils soient guerriers ou sociaux, entait dans le code moral du monde romain, pénétrer ou démembrer le corps humain au nom de la science était un tabou infranchissable dont témoigne l'affrontement philosophique entre les écoles [sectes] médicales empirique, dogmatique et méthodique[131]. Pour le dogmatique, la raison est la mère de tout, elle élucide tout d'un coup ; au contraire, pour l'empirique seule l'expérience est porteuse de savoir, mais l'expérience empirique est basée sur un savoir populaire évoquant la citation latine *vox populi, vox Dei*. Galien ne se réclamant d'aucune secte se devait scolastiquement de respecter les interdits de chacune :

« Ces recommandations que j'ai reçues de mon père, je ne m'y suis déclaré l'adepte d'aucune école, mais je m'applique

[130] *Ibid.,* p.168-169

[131] Secte : « Le terme Grec, qui vient du verbe *hairéô* choisir et désigne ceux qui ont choisi une opinion ou une doctrine, n'a évidemment pas les connotations péjoratives du terme 'secte' en français moderne. » Galien. Traités philosophiques et logiques. Traduction inédite P. Pellegrin, C. Dalimier, J.-P. Levet. Éd. GF Flammarion. Paris, 1998. p.12

de toutes mes forces à me livrer à un examen critique de toutes. »[132]

« Telles sont donc les questions générales sur lesquelles empiriques et dogmatiques disputent entre eux. Mais chacune de ces questions comporte beaucoup de points particuliers, par exemple dans les recherches pour la découverte des choses non manifeste, les uns font l'éloge de la dissection, de l'indication et de la théorie de la dialectique [...]. Les empiriques au contraire, n'acceptent pas que la dissection permette de découvrir quoi que ce soit, ou, si elle permettait de découvrir quelque chose, ils n'acceptent pas que cette découverte soit nécessaire à l'art médical. »[133]

En choisissant une troisième voie, basée sur la raison des Dogmatiques jointe à l'expérience des Empiriques, Galien accepta les vérités révélées et expérimentales. Mais, il réfuta la connaissance basée sur un acte qui n'aurait pas, dès sa conception, un sens intellectuel :

« Peut-on penser d'un seul des empiriques qu'il est ignorant de la forme des parties du corps, ou que l'un d'entre eux évite l'anatomie et la rejette dans la mesure où, par son moyen, la connaissance de la forme des organes du corps, de leur place dans le corps peut être découverte ? »[134]

« Pour ma part, je ne rejette pas cela ni ne refuse de l'affirmer, mais je rejette et refuse d'endosser l'affirmation

---

[132] Galien. Connaissance et traitement des affections de l'âme. *In* P. Moraux. Galien de Pergame. Souvenirs d'un médecin. Éd. Les belles Lettres. Paris, 1985, p.43

[133] Galien. Traités philosophiques et logiques. Des sectes. *Op. cit.,*. p.73

[134] Galien. Traités philosophiques et logiques. De l'expérience médicale. *Op. cit.,* p.198

de celui qui prétend découvrir les fonctions naturelles et les genres naturels par le moyen de l'anatomie. »[135]

L'expérience empirique galénique se devait d'avoir un effet thérapeutique immédiat, *du visible au visible,* laissant de côté les supputations dogmatiques intellectuelles[136]. Le refus d'utilisation des suppliciés chez Galien est un choix philosophique, il est basé sur la croyance en une expérience nuancée, s'appliquant de l'homme à l'homme sans supputation dogmatique.

5.3 Médecine opératoire et chirurgie

En se focalisant sur le finalisme, en refusant l'expérimentation de supputation et en acceptant la primauté de l'âme sur la matière, Galien relégua le *kheirourgia* aux découvertes accidentelles. Involontairement, il s'opposa à la naissance du concept chirurgical, en limitant la médecine opératoire au seul côté technique. Dans ce cadre, étudier l'anatomie servait uniquement à expliquer l'expression finaliste de la volonté créatrice. La médecine opératoire galénique fut essentiellement technique, empruntant ces concepts à d'autres corps de métier :

« Vous voyez assurément les jeunes gens qui reçoivent l'apprentissage de leurs maîtres devenir maîtres eux-mêmes seulement dans la même voie, l'un apprenant à graver le cuivre, un autre à raboter le bois, un autre à couper le cuir et

---

[135] Galien. Traités philosophiques et logiques. De l'expérience médicale. *Op. cit.,* p.199

[136] Savoir à quoi sert l'anatomie par supputation n'a pas de sens pour Galien : « Savoir anatomie à l'appui, l'urine vient dans la vessie par les uretères ou non ou savoir par quelles inférences logiques ou par quels coups de chance un remède, a été découvert, cela n'appartient pas pour eux à la médecine. » *Ibid.,* p.199

les manières de le couper. Après que chaque apprenti a vu de très nombreuses fois comment ces opérations sont accomplies [...], il s'efforce de façonner quelque chose de ses propres mains, mais il n'est pas un maître et un artisan expérimenté avant d'avoir pratiqué ce travail de très nombreuses fois [...]. S'il fait cela, une longue expérience fera de lui un maître expert, parce que le savoir du maître, de l'expert et du "technicien" ne peut être atteint et perfectionné que de cette manière, petit à petit par accroissement imperceptible. »[137]

Galien ne s'opposa pas au savoir, mais il défendit l'idée d'une connaissance occasionnelle basée sur l'observation, que permettaient l'examen des blessures et la pratique de la vivisection.[138] De fait, il associa Empiriques et Dogmatiques,

---

[137] Galien. Traités philosophiques et logiques. De L'expérience médicale. *Op. cit.,* p.172-173

[138] « Je te conseille donc, avant toute chose, d'étudier aussi parfaitement que possible les os de l'homme. Regarde-les attentivement et ne te contente point de les connaître seulement de façon livresque, en étudiant ces ouvrages qu'on nomme ostéologies, traités du squelette ou simplement livre des os. [...] Efforce-toi de connaître chaque os avec précision par les livres et surtout par expérience personnelle. Cela te sera facile à Alexandrie, où les professeurs de médecine présentent les os à leurs disciples. Va donc à Alexandrie, ne serait-ce que pour cette raison. Si cela ne t'est pas possible, tu pourras, malgré tout, étudier l'ossature humaine, comme il m'est arrivé de la faire, si tu sais profiter des occasions. [...] Un autre jour, je trouvai le corps d'un brigand, tué par un passant étranger qu'il venait d'attaquer. Mort, aucun des habitants du lieu ne s'était soucié de l'enterrer et, en deux jours, les oiseaux avaient dévoré sa chair. Ce qui subsista ensuite de ce brigand semblait avoir été spécialement préparé pour être montré à ceux qu'intéresse la structure du squelette. Si le hasard ne te favorise pas de façon analogue, dissèque un singe et, après avoir ôté toute la chair étudie chaque os. [...] La mémoire visuelle nécessite en effet une longue habitude et c'est pourquoi l'anatomie empirique tant vantée et à laquelle certains attachent une telle valeur n'est pas capable d'expliquer la nature des observations faites. Pour reconnaître une quelconque

dans ce qu'ils ont de fondamental, la réflexion, que celle-ci soit inconsciente et déiste ou consciente et humaine :

« Et celui qui fonde sa méthode de traitement seulement sur ce à quoi l'expérience le conduit ne pourrait rien connaître de manière technique ni accomplir quoi que ce soit techniquement. [...] Quant à ceux qui, dans la pratique de la médecine, suivent ce à quoi la seule simple expérience les mène, nous en trouvons beaucoup qui ont atteint un haut degré d'excellence dans la pratique de la médecine. Cela montre que l'expérience ne requiert en aucun cas la raison, et que la raison est inutile dans l'art de la médecine. »[139]

Pour Galien, le mot *expérimentation* a simplement valeur de répétitivité. L'idée galénique est que l'observation par soi-même (*autopsia*) n'est pas synonyme de connaissance, l'expérience[140] résulte d'une observation née *in fine* de la connaissance :

---

partie du corps, soudain découverte lors d'une dissection, il faut l'avoir déjà examinée à loisir, en particulier, de préférence sur un corps humain, ou à défaut sur celui d'un animal comparable. [...] Je me persuadais alors de l'intérêt qu'il y a, pour ceux qui savent déjà, de regarder et de traiter souvent les plaies et les blessures, afin d'affermir la mémoire, tandis que les ignorants ne peuvent trouver aucun profit. » Galien. Épitomé en Quatre parties. De la dissection. *Op. Cit.,* p.206-208

[139] Galien. Traités philosophiques et logiques. De l'expérience médicale. *Op.cit.,* p. 150

[140] « C'est pourquoi, à ce qu'il me semble, Théodas a écrit à ce propos : les parties de l'art médical, par lesquelles nous atteignons notre but, nous viennent par l'expérimentation, qui advient par l'observation par soi-même, par l'histoire et par le passage qui a lieu selon l'analogie. » « Tout comme un art tout entier se compose de plusieurs expérimentations, à son tour chacune des expérimentations de cette sorte se compose de beaucoup d'expérimentations. [...] En effet, l'exercice de l'expérimentation dans les opérations il l'appelle fondée sur la pratique c'est de là que les Grecs appellent 'praticien' celui qui y a pris part, comme ils appellent empiriste

« Quand je me règle sur l'opinion des plus experts et des plus savants médecins et des meilleurs philosophes du passé, j'affirme ceci : l'art médical a d'abord été inventé, découvert, par la raison unie à l'expérience. Et de nos jours aussi il ne peut être excellemment pratiqué et bien accompli que par celui qui emploie ces deux méthodes. »[141]

« Il serait mieux de décrire l'expérimentation comme la mémoire des choses qui ont été vues de multiples fois de la même manière. […] Et si l'on emploie "observation" pour désigner l'opération, comme le font les Grecs, et "mémoire" pour désigner la conservation de l'âme des choses qui ont été vues, il est permis de dire, en prenant les deux ensembles, que l'expérimentation est l'observation et la remémoration des choses qui ont été vues de multiples fois et de manière semblable, ou de dire que c'est seulement la remémoration de ces choses. »[142]

Les concepts chirurgicaux modernes diffèrent de la médecine opératoire galénique, car ils sont indissociables de l'expérience, qui les fait naître. Ils se construisent sur une double acceptation, la reconnaissance ontologique et l'humanisme. Ce qui a manqué à Galien, ce n'est pas l'humanité, car dans une société où l'on tuait pour se distraire institutionnellement, où les corps démembrés s'offraient à tous, c'est bien le respect de l'homme et la conception philosophique du corps qui empêcha le développement d'une expérimentation médicale trop proche dans les faits d'une vivisection

celui qui possède l'expérimentation. » Galien. Traités philosophiques et logiques. Esquisse empirique. Op.cit., p.98-99-100

141 Galien. Traités philosophiques et logiques. De l'expérience médicale. *Op.cit.,* p.127

142 Galien. Traités philosophiques et logiques. Esquisse empirique. *Op.cit.,* p.98

humaine ! Si Dieu a choisi le meilleur, il n'appartenait pas à l'homme de choisir le pire :

« Pour Moïse, il suffit que Dieu ait voulu orner la matière et soudain la matière est ornée ; car il pense que tout est possible à Dieu, voulut-il même, avec de la cendre, faire un cheval ou un bœuf. Pour nous, nous ne jugeons pas ainsi, mais nous prétendons que certaines choses sont impossibles à la nature ; que Dieu, loin d'en faire l'épreuve, se contente parmi les choses possibles de choisir la meilleure. »[143]

Ce qui empêcha Galien de développer un concept chirurgical moderne, c'est son éducation paternelle : ces recommandations que j'ai reçues de mon père, je ne m'y suis déclaré l'adepte d'aucune école. Il lui fut impossible de séparer de l'idée empirique d'une expérience fondée du visible au visible, pour envisager une expérience ontologique.

5.4 Synthèse

Galien se situe à un croisement de la connaissance, il fut grâce à sa richesse intellectuelle et à sa connaissance des philosophies anciennes un récepteur, un déchiffreur et un orienteur du savoir. Ses choix intellectuels ont façonné la médecine opératoire pendant plus de dix siècles. On peut dire qu'avec Galien, la médecine opératoire assimila la réflexion philosophique et le savoir scientifique. Galien n'est pas un limiteur du savoir, il répond simplement à la question du raisonnable dans l'acte médical. La médecine opératoire galénique s'appuie sur une pensée finaliste, et une anatomie philosophique autorisée par : la connaissance intrinsèque, l'observation, la dissection occasionnelle et la vivisection.

[143] Galien. De l'utilité des parties du corps humain. Œuvres 1, p.687-688

Ces modes d'exploration du savoir donnent à Galien une légitimité philosophique et médicale incontestable et respectable. En limitant volontairement le développement de la médecine opératoire dans une société où l'on tue institutionnellement pour se distraire, Galien nous introduit la morale dans les processus de la connaissance médicale. Cependant, ne confondons pas, ce n'est pas la médecine opératoire qui est morale, pour paraphraser Poincaré[144] : « Il ne peut pas y avoir de morale chirurgicale ; mais il ne peut pas non plus y avoir de chirurgie immorale. » Pour Galien la conscience de la médecine opératoire, c'est l'apprentissage du savoir. Cet apprentissage n'est pas une création *ex nihilo*, mais un continuum avec les civilisations antérieures, mésopotamiennes, égyptiennes et grecques. Il obéit à un code héritier de :

- la jurisprudence du Code de Hammourabi qui exigeait du médecin l'obtention d'un résultat technique et clinique probant ;
- la force de la médecine opératoire égyptienne qui est basée sur la causalité et focalisée sur l'expressivité ;
- la réflexion philosophique des présocratiques ;
- l'empirisme hippocratique qui, guidé par l'intérêt supérieur du malade, ambitionnait une guérison sans douleur et si possible sans séquelles.

Cette médecine opératoire se situe dans un contexte historique particulier ; deux siècles apr. J.-C., la société romaine se transforme, la secte chrétienne est en train de se développer, prônant une doctrine du salut portée entre autres par l'amour et le respect des hommes. Ces idées, même si Galien ne les prêcha pas, se trouvent dans son œuvre, car il

---

[144] Il ne peut pas y avoir de morale scientifique ; mais il ne peut pas non plus y avoir de science immorale. Henry Poincaré. Dernières Pensées. Éd. Flammarion. Paris, 1912, p.93

ambitionnait un soulagement sans douleur et si possible sans séquelles, une guérison guidée par l'intérêt supérieur du malade. Il est probable que l'essor du christianisme au travers des moines-copistes va ancrer la pensée galénique autour de la notion du respect humain. Tailler, couper ne sont pas interdis, mais abhorrés, et seulement autorisés face à une souffrance homicide. Face au dilemme d'une souffrance institutionnelle s'opposant aux valeurs morales chrétiennes, les interdictions des canons conciliaires furent nombreuses, mais essentiellement théoriques avec de nombreuses exceptions, tolérances et immunités. L'acte opératoire de Galien est porté par un besoin de soin et une insidieuse moralité des processus de la connaissance. Pour se développer, la médecine opératoire post-galénique se devait de développer une expérience ontologique tout en s'interrogeant sur la réflexion d'Avicenne : « Certes, le discours du philosophe est plus vrai, car il est prouvé avec subtilité, mais le discours du médecin est plus manifeste à première vue. »[145]

[145]Mirko D Grmek. Histoire de la pensée médicale. *Op. Cit.,* p.192 : Avicenne (Canon, I, 1, 5,1)1

6. La médecine opératoire arabe

6.1 L'école d'Alexandrie

Dans l'Europe gréco-romaine puis latine, on ne connaît qu'un seul auteur après Celse et Galien qui a rayonné par ses écrits dans le domaine de la médecine opératoire, il s'agit de Paul d'Égine. Il vécut au temps d'Héralius (610-641). L'activité de ce médecin alexandrin s'étala avant et après l'avènement de l'Islam, notamment la prise d'Alexandrie par les Arabes en 642. Il publia en latin un traité de médecine en sept volumes *l'Epitomé* et un livre sur les maladies de la femme. Le sixième tome de son *Épitomé* fut traduit en arabe au neuvième siècle et devint, du fait de la situation géographique et sociale de l'école d'Alexandrie - *à l'intérieur des territoires contrôlés par le pouvoir musulman*[146]- le texte de référence des médecins du monde arabe. Ce traité servit de référentiel de connaissance pour contrôler l'activité médicale et en 931, le calife al-Muqtadir l'imposa pour éviter les abus liés à l'exercice d'une médecine sans diplôme. Ce contrôle des connaissances intéressait aussi la médecine opératoire, notamment l'orthopédie :

« Le contrôleur doit leur faire prononcer le serment d'Hippocrate qu'il a fait dire à l'ensemble des médecins. Il les fait jurer de ne donner à personne un médicament amer, et de ne pas lui administrer de poisons, de ne pas faire

[146] La conquête d'Alexandrie par les Arabes date de 642 pour Ullmann l'école d'Alexandrie continua d'exister jusqu'en 719 environ. Manfred Ullmann. La médecine islamique. Éd. PUF. Paris, 1995, p. 14

fabriquer des poisons chez les gens du commun, de ne pas divulguer aux femmes le médicament qui permet d'avorter les fœtus […] de ne pas divulguer les secrets, ni de violer l'intimité "des gens". Quant aux ophtalmologues, le contrôleur doit les examiner à l'aide du livre de Hunayn Ibn Ishaq, c'est-à-dire les Dix Épitres sur l'œil. […] Quant aux orthopédistes, aucun d'entre eux ne doit être autorisé à pratiquer des réparations sans avoir, au préalable, maîtrisé la connaissance du sixième chapitre des Pandectes de Paul d'Égine et la connaissance des os humains qui sont au nombre de deux cent quarante-huit […] de sorte que si une partie venait à se briser et qu'il venait à être déplacé, il puisse le remettre à sa place, selon la forme qu'il avait auparavant. Le contrôleur doit les examiner sur tout cela. »[147]

La définition d'un cadre légal d'exercice soumis à un contrôle médical sous-tend l'idée d'une médecine prédictible, reproductible et enseignable. En différenciant la médecine opératoire d'un acte erratique, la réglementation du calife al-Muqtadir rejoint l'idée principale du texte de loi d'Hammourabi, une médecine opératoire souveraine. En s'appuyant sur une tradition séculaire remontant à Hippocrate, la médecine opératoire s'organise et s'enseigne. L'une des contributions les plus importantes est celle de l'école musulmane d'Espagne avec le livre de chirurgie d'Abû L-Qâsim Khalaf ibn al-Abbâs al Zahrawi (949-1013 ?) latinisé Albucasis. Ce livre fut publié à Cordoue sous le règne du calife Abd al-Rahmân III. La trentième partie de cet ouvrage le *Kitâb al-Tasrîf* est consacrée à la médecine opératoire. Il a pour base le sixième livre de Paul d'Égine que l'auteur a complété avec sa propre expérience, décrivant de nouvelles opérations et de nombreux instruments chirurgicaux. L'œuvre

---

[147] Ahmed Djebbar. Une histoire de la science arabe. Entretiens avec Jean Rosmorduc. Éd. Points Science. Paris, 2001, p.327

d'Albucasis érige la médecine opératoire comme une science distincte ; elle se fonde sur la connaissance de l'anatomie :

« Si on ignore l'anatomie, on tombera dans l'erreur et on tuera les malades : j'ai vu un médecin ignorant, en incisant une tumeur du cou, ouvrir les artères cervicales et faire mourir le malade d'hémorragie. »[148]

6.2 Albucasis

Albucasis fut l'un des premiers auteurs arabes à définir un cadre professionnel pour la médecine opératoire :

« Voici la raison pour laquelle il n'y a pas de chirurgien habile de nos jours : l'art de la médecine est long et il est nécessaire pour son représentant avant de l'exercer, d'avoir étudié l'anatomie telle que Galien l'a décrite ; il doit ainsi connaître complètement les emplois, les formes et la nature des membres [...] il doit aussi connaître parfaitement les os, les tendons et les muscles, leur nombre et leurs fixations, ainsi que les vaisseaux sanguins, à la fois artères et veines, et la manière dont ils sont reliés. »[149]

Ce livre traduit en latin par Gérard de Crémone a connu une importante diffusion en Europe grâce à la chirurgie de Bamberg au 12e siècle[150]. Le *Kitâb al-Tasrîf* apparaît comme le germe du développement chirurgical occidental. Il a eu une grande influence sur la rédaction des traités chirurgicaux de Roger de Frugardo, Lanfranc, Guilielmo Salicetti et

---

[148] Émile Forgue. Histoire de la chirurgie. *In* Laignel-Lavastine. Histoire générale de la médecine. Éd. Albin Michel. Paris, 1938, p.381

[149] Manfred Ullmann. La médecine islamique. *Op. Cit.*, p.53

[150] Émile Forgue. Histoire de la chirurgie. *In* Laignel-Lavastine. Histoire générale de la médecine. Éd. Albin Michel. Paris, 1938, p.380 (pour cet auteur le livre arabe est cité plus de 2OO fois)

Fabrizio d'Acquapendente[151]. Il occupe aussi une place importante dans l'essor de l'école chirurgicale montpelliéraine et Guy de Chauliac en 1368 le cita plus de 170 fois dans *Chirurgia Magna*[152]. Un autre auteur arabe s'intéressa à la médecine opératoire, il s'agit de Ali ibn al-Abbas al Magusi qui publia un traité de médecine théorique et pratique :

« Ali ibn al — "Abbas, connu (sous le nom) d'Ibn al-Magusi auteur du Livre complet sur l'art médical, connu (sous le titre) d'al-Malaki, composé pour le prince (''malik'') [...] C'est un kunnas remarquable qui comprend la théorie et la pratique de la médecine. Je ne connais aucun kunnas[153] qui lui soit comparable. »[154]

Ce traité[155] a été traduit en 1075 par un moine d'origine tunisienne, de Monte Cassino, Constantin l'Africain. Il a traduit en latin *Le Pantegni* [La totalité de l'art], sa traduction et ses commentaires comportent deux parties. la *Theorica* et la *Pratica.* Il s'agit de la traduction latine des mots arabes *ilm* et *amal*, pour Danielle Jacquart, ce choix de traduction correspond, à la tradition de l'enseignement alexandrin :

---

[151] Ahmed Djebbar. Une histoire de la science arabe. Entretiens avec Jean Rosmorduc. *Op. Cit.*, p.53

[152] Ahmed Djebbar. Une histoire de la science arabe. Entretiens avec Jean Rosmorduc. *Op. Cit.*, p.323

[153] *Kunnas* : ce mot syriaque désigne une collection de traités, et par extension un ouvrage médical à caractère encyclopédique[154]

[154] Françoise Michaud. Ali ibn al-'Abbas al Magusi et son milieu. *In* Charles Burnett, Danielle Jacquart. Constantine the African and 'Ali ibn al-'Abbas al-Magusi. The Pantegni and related texts. Éd. E.J. Brill. Leiden, 1994, p.1

[155] Charles Burnett et Danielle Jacquart ont dirigé en 1994 une étude sur Ali Ibn Al-'Abbas Al-Magusi en s'attachant de mettre en parallèle le *Pantegni* de Constantin l'Africain et le livre du médecin persan connu sous le titre d'*al-Malaki.*

« Au centre de ce chapitre se trouve la définition de la théorie "ilm" et de la pratique "amal". Le choix de theorica et practica, déjà présents dans l'Isagoge Iohannitii, pour rendre les deux mots arabes, est une référence indéniable à la tradition de l'enseignement alexandrin. [...] Les commentaires aux Aphorismes d'Hippocrate, au De sectis de Galien proposent, en effet, une subdivision de la médecine en deux parties qu'ils nomment soit "theoreticon et practicon", soit theoretica et practica. Le choix de Constantin ne s'imposait pas au seul vu de l'original arabe. »[156]

Plus tard, Étienne d'Antioche (1523) traduisit aussi le *Kamil,* il traduit *ilm* par *scientia* et *amal* par *actio* ou *operatio.*[157]. Pour Jacquart, se référant aux textes originaux les différences de traduction ou « les divergences semblent plutôt dues à la maladresse du traducteur qu'à une volonté de démarcage. »[158] Quoi qu'il en soit, ces différences de traduction illustrent la problématique de l'émergence d'une médecine opératoire traduite par *amal, actio*, *operatio, practicon, practica* et pratique à côté d'une médecine théorique traduite par *ilm, scientia, theoreticon, theoretica* et théorie. En différenciant le *ilm* et le *amal,* Ali ibn al-Abbas al Magusi redonna naissance au concept chirurgical.

6.3 Synthèse

Pour la première fois depuis Celse, la médecine opératoire s'organise autour d'idées abstraites et concrètes, la théorie et

---

[156] Danielle Jacquart. Les chapitres introductifs. *In* Charles Burnett, Danielle Jacquart. Constantine the African and 'Ali ibn al-'Abbas al-Magusi. The Pantegni and related texts. *Op. Cit.*, p.80-81

[157] *Ibid.,* p.81

[158] *Ibid.,* p.83

la pratique, elle se conceptualise, c'est l'émergence de la chirurgie :

« La science est la connaissance de la vérité de l'intention poursuivie et elle est placée dans la réflexion qui opère la distinction et l'organisation en vue de l'action et de l'opération voulues. L'opération est l'extraction de cette chose placée dans la réflexion vers la pratique par les sens et l'opération de la main, selon ce qu'a arrangé la distinction. »[159]

De Albucasis à Ali ibn al-Abbas al Magusi on assiste à la renaissance d'une médecine opératoire raisonnée et scientifique. L'acte opératoire du Moyen-Age fut l'héritier de la médecine grecque, latine et arabe. Il repose sur un fondement médical et une réflexion philosophique séculaire. Il n'est pas selon l'expression de René Leriche *l'ère du condottiere chirurgical*[160].

---

[159] *Ibid.,* p.82

[160] René Leriche. La philosophie de la chirurgie. Éd. Flammarion. Paris, 1951, p.13

7. Le bas Moyen Âge

Au bas Moyen Âge, en lisant les auteurs arabes, les médecins découvrent la médecine opératoire grecque et latine.

7.1. *Cirurgien*

En 1175 Chrétien de Troyes emploie pour la première fois le mot *cirurgien* [en vieux français] dans le Roman *Lancelot de la Charrette* :

« *Le Rois ot qu'en nule manière*
N'i vaut riens conseil ne prière.
Si le lesse ester malgré suen ;
Et prent. I. cheval bel et boen
Et bêles armes ; ses envoie
À celui où bien les emploie
Et, avec. I. cirurgien
Léal home et boen crestien
Qu'el monde plus léal n'avo, it ;
Et de guérir plaies savoit
Plus, que tuit cil de Moopellier.
Cil fist la nuit au chevalier
Tant com de bien fèrè li pot :
Car li Rois comandé li ot. » [161]

---

[161] Chrétien de Troyes et Godefroy de Laigny. Le roman du Chevalier de la Charrette. Impr. de P. Régnie. Éd. P. Tarbé. Reins, 1849, p. 97 https://gallica.bnf.fr/ark:/12148/bpt6k5429169n/f95.item

Cirugiens est la traduction des mots latins *chirurgi* et *chirurgus* qu'utilisa Celse dix siècles plus tôt[162]. Ils ont donné en vieil anglais *surgien*, puis *surgeon* en anglais moderne. L'emploi de *cirugien* correspond à la reconnaissance d'une médecine d'action et de réflexion redéfinie par le *Kitâb al-Tasrîf* et Constantin l'Africain [*Medicina Theorica Pratica*]. L'utilisation de *cirugien* dans le cadre d'une épopée épique a aussi valeur de symbole, traduisant la reconnaissance usuelle d'une fonction sociale dans le langage parlé. Par son art, le chirurgien guérit une plaie envoûtée provoquée par une déesse. Une plaie que les meilleurs des médecins faisant et défaisant chaque jour (*leurs ouvrages*) sont incapables de guérir. Les allusions à l'épopée homérique d'Ulysse sont nombreuses. C'est en bravant une malédiction divine que le chirurgien permet de guérir une maladie qui, tel le tonneau des Danaïdes, semblait sans fin. La comparaison avec le roi d'Ithaque place haut l'art chirurgical. Cependant, cette historique et flatteuse déification opposant un chirurgien déifié à un médecin impuissant est peut-être à l'origine de l'une des problématiques de la chirurgie moderne ? L'opposition du couple médecin-chirurgien ! Dans le roman, Chrétien de Troyes reconnaît l'existence d'une école chirurgicale montpelliéraine. C'est l'édit de Guilhem VIII qui fut publié en janvier 1181, qui est à l'origine de l'enseignement de la médecine opératoire à Montpellier :

« Pas de monopole pas de grades ; liberté d'enseignement pleine et entière ; liberté d'exercice ; le premier venu sans distinction de pays ou de religion, peut tenir école dans la ville seigneuriale des Guilhems. »[163]

---

[162] François Gaffiot. Dictionnaire latin - français. *Op.Cit.,* p.301

[163] E. de Balincourt, Un procès de corporations à Montpellier : Le collège Royal de Chirurgie contre les perruquiers. Éd. Imprimerie Générale. Nîmes, 1896, p.60

7.2 Les clercs

Pour Daremberg, la traduction des textes médicaux de Constantin « est une voix isolée et presque sans écho. »[164] Car elle s'appuyait sur une tradition écrite. Cependant, seuls les clercs étaient capables de traduire, de copier et d'étudier les manuscrits. De fait, le rapprochement entre fois et science se limita au cocon ecclésiastique. La connaissance était confinée dans les cloîtres qui furent à la fois un refuge et un incubateur du savoir médical. Ces lieux de connaissance participèrent très peu au développement de la médecine opératoire, car elle usait du fer et du feu. Selon un vieil adage *Ecclesia abhorret a sanguine,* [165] la médecine opératoire était interdite aux clercs. Dès 1215, le concile de Latran précisait que les malades doivent veiller à leur âme avant de veiller à leur corps. L'âme étant beaucoup plus précieuse que le corps, il est défendu à un médecin de conseiller ou de faire à un malade - pour le salut du corps- quelque chose qui deviendrait un danger pour l'âme :

« *Ceterum cum anima sit multo pretiosior corpore, sub interminatione anathematis prohibemus, ne quis medicorum pro corporali salute aliquid aegroto suadeat, quod in periculum animae convertatur.* »[166]

Émile Chenon précise en citant le concile dans *L'histoire générale du droit français* qu'il fût interdit aux clercs de coopérer et même d'assister à un *judicieux sanguinis*, c'est-à-

---

[164] Daremberg. Histoire des Sciences Médicales : TI. Paris, 1870, p.261

[165] Paul Delaunay. La médecine et l'église. Collection Hippocrate. Paris, 1948, p.76

[166] http://catho.org/9.php?d=bxw#bpp
Heinrich Joseph Dominicus Denzinger est un théologien allemand du XIX° siècle. Son œuvre majeure est l'*Enchiridion* (1854), collection de textes doctrinaux officiels qui a une réputation universelle, et qui a fait l'objet de très nombreuses rééditions.

dire prononçant la peine de mort ou une mutilation, parce que l'Église a horreur du sang « *Ecclesia abhorret a sanguine* ». Pour lui il est logique de conclure qu'un clerc ne pouvait pas exercer l'art de la chirurgie :

« *Clericis, in sacris ordinibus constituas, ex concilio Toletano judicium sanguinis agitare non licet. Unde probibemus ne, aut per se truncationes membrorum faciant, aut judicent inferendas.* » « *Sententiam sanguinis nullus clericus dictet aut proferat, sed nec sanguinis vindictam exerceat, aut ubi exercealur iniersit.* ». [167]

Achille Luchaire confirma ces interdictions dans son livre sur Innocent III à propos du chapitre 18 du concile de Latran :

« Il faut que les ministres du Dieu de paix et de douceur conservent le caractère qui convient à leur apostolat. On leur défend de rendre des sentences judiciaires qui *composent* le sang versé : la procédure sanglante doit être laissée aux laïques. À plus forte raison n'ont-ils pas le droit de guerroyer, de se mettre à la tête des bandes de routiers, d'arbalétriers […]. Ils ne pourront ni exercer la chirurgie qui les obligerait à bruler ou à couper les membres, ni même bénir les épreuves judiciaires, les supplices qui peuvent mal tourner pour le patient. »[168]

---

[167] Émile Chénon. Histoire générale du droit français public et privé des origines à 1815. Tome 2, Période féodale et coutumière du Xe au XVIe siècle – Période monarchique. Éd. Olivier-Martin. 1926-1929, p.14-15

[168] Achille Luchaire. Innocent III. Le concile de Latran et la réforme de l'église. Paris, 1908. Éd. Hachette. p.76

Il existe d'autres citations latines du concile de Latran.[169,170] Pour conclure ce chapitre sur les clercs, l'Église leur a permis d'exercer la médecine, mais elle a interdit à ses membres réguliers la pratique chirurgicale, car il fallait tenir compte de contingences liées aux actes opératoires pouvant entraîner la déchéance. Dans *Le Prestre médecin* Paul Aignan en 1696 rappelle que le Canon *Tua nos* fut écrit :

« À l'occasion d'un Religieux prêtre qui ouvrit lui-même un abcès à la gorge d'une femme, dont elle mourut par une hémorragie qu'on ne put arrêter. Sur quoi est blâmé dans le dis Canon, d'avoir appliqué le fer de sa propre main ce qui ne peut pas se concevoir. » [171]

Mais rien n'interdisait l'étude théorique de la chirurgie précisait-il :

« Je dis et je soutiens chirurgie n'est point défendue à un prêtre par aucune loi, pourvu qu'on ne coupe ou ne brûle point soi-même et qu'on l'ordonner ou le faire faire par d'autres. »[172]

Les interdictions chirurgicales que dénoncèrent les canons conciliaires, dont la Bulle *Super Speculam* d'Honorius III furent essentiellement théoriques, car de très nombreuses exceptions, tolérances et immunités ont marqué l'histoire de la médecine opératoire. Notamment, celles accordées à la

---

[169] « *Nec ullam chirurgiae artem subdiaconus, vel sacerdos exerceat quae ad ustionem vel incisionem inducit.* » Paul Delaunay. La médecine et l'église. Collection Hippocrate. Paris, 1948, p.76

[170] « *Nec ullam partem chirurgiae, quoe ad ustionem vel incisionem inducit, subdiaconus, diaconus, vel sacerdos exerceant.* » E. de Balincourt. Un procès de corporations à Montpellier : Le collège Royal de Chirurgie contre les perruquiers. Imp. Générale. Nîmes, 1896, p.6

[171] Paul Aignan. Le prestre médecin. Paris, 1696, p.36

[172] *Ibid.*, p.37

congrégation des Frères de Saint Jean-de-Dieu (Frères de la Charité) qui, jusqu'au 18e siècle, gardèrent une influence chirurgicale certaine. D'autres chirurgiens-clercs célèbres exercèrent avec des immunités de fait ou officielles tel que l'évêque de *Cervia* Théodoric, (1208-1298) qui fut un chirurgien de grande valeur. Il écrivit en 1264 un livre s'intitulant *Chirurgie,* prônant l'antisepsie pour le traitement des plaies[173,174]. Quoi qu'il en soit, devant l'interdiction d'exercice des *mires* ou *myres* ecclésiastiques, des clercs, les médecins laïcs exerçant la chirurgie s'organisèrent et en 1255, dans l'église de Saint Côme et de Saint Damien, ils se réunirent en confrérie[175] :

« Avant Jean Pitard, chirurgien de Saint-Louis, la chirurgie à Paris était dans les mains de quatre maîtres, vivant ensemble et dont la maison était une sorte d'infirmerie passagère ou l'on trouvait tous les secours de la chirurgie. Ils eurent des disciples et formaient déjà une petite compagnie. Mais à la suite des querelles des Guelfes et des Gibelins, des Italiens exilés vinrent en France et à Paris et y exercèrent la chirurgie sans autre titre ni recommandation que leur qualité d'étrangers, qualité qui, aujourd'hui encore, a un certain, prestige aux yeux du public. Ce fut la cause de graves désordres, chacun pouvant s'ériger en chirurgien. Jean Pitard exposa ces dangers à Saint-Louis qui réunit les chirurgiens dans une corporation qu'il réglementa. Mais, malgré tous leurs efforts, les chirurgiens de Paris n'ont jamais pu trouver cette pièce authentique qui remontait, disaient-ils, à 1226 et à 1260. Leur confrérie, qui se réunissait d'abord dans l'église

---

173 Édouard Nicaise. Chirurgie de Maître Henri de Mondeville. Éd. Félix Alcan. Paris, 1893, p.XXXVI

174 Guy de Chauliac, lui aussi chirurgien-clerc, exerça avec une immunité professionnelle, mais beaucoup de clercs à l'image de Maître François Rabelais exercèrent la chirurgie sans dispense valable.

175 Edgard Testu de Balincourt. Le collège Royal de Chirurgie contre les perruquiers, *Op. cit.*, p.6

Saint-Jacques-la-Boucherie, se mit plus tard sous le patronage de Saint-Côme, petite église paroissiale, située au coin de la rue des Cordeliers et de la rue de la Harpe. »[176]

L'église de Saint Come fut construite en 1212 aux frais de l'abbé et des religieux de Saint- Germain des Prés. Elle resta sous leur patronage jusqu'en 1345.[177] La confrérie reçut de son fondateur ses premiers règlements le 25 février 1255. Soumis en 1268 au prévôt de la cité, ses statuts sont rapportés au livre des métiers, nous trouvons dans les rangs de la confrérie un grand nombre de médecins illustres : Jean Pitard (1260), Lanfranc (1280). Le nom de la confrérie vient des deux saints Côme et Damien, les patrons des chirurgiens. Ils sont nés en Arabie et pratiquaient la médecine et la pharmacie. Ils souffrirent ensemble le martyre sous Dioclétien, en 303 ou 310. On les appelle *anargyres* parce qu'ils soignaient sans accepter d'argent :

« Côme et Damien étaient frères de sang, nés dans la ville d'Égée d'une pieuse mère nommée Théodora. Instruits dans l'art de la médecine, ils reçurent du Saint-Esprit la grâce de guérir toutes les maladies non seulement chez les hommes, mais aussi chez les bêtes, et ils le faisaient bénévolement … Ils souffrirent sous Dioclétien, qui régna à partir de l'an du Seigneur 287 environ. […] Le pape Félix, aïeul de saint Grégoire, fit construire à Rome une noble église en l'honneur des saints Côme et Damiens. Un homme qui servait les saints martyrs dans cette église avait une jambe déjà entièrement rongée par une tumeur. Or voici que pendant son sommeil les saints Côme et Damien apparurent à leur fidèle […]. L'un dit à l'autre : "Où prendrons nous des chairs pour mettre à la

---

[176] Corlieu Auguste. L'ancienne faculté de Paris. Éd. Adrien Delâhaye. Paris. 1877, p.165-164
[177] Henry Dauchez. Notice historique sur l'ancienne corporation des chirurgiens dite confrérie de Saint-Côme. Éd. L. Danel. 1884, p.6

place de la partie putréfiée quand nous l'aurons coupée ? L'autre dit : dans le cimetière de Saint-Pierre-aux-Liens, on vient d'enterrer un Éthiopien. Va chercher sur son corps de quoi lui faire la greffe nécessaire." Il courut au cimetière, apporta la cuisse du Maure et, après avoir amputé la cuisse du malade, ils lui greffèrent celle du Maure en oignant soigneusement la plaie. [...] Au réveil, ne sentant plus aucune douleur, il se mit la main sur la cuisse, et ne trouva plus de lésion. Il approcha la chandelle, ne vit aucune plaie, et pensa qu'il n'était plus lui-même, mais un autre. Revenu enfin à lui, il sauta du lit tout joyeux, et raconta à tout le monde ce qu'il avait vu en dormant, et comment il avait été guéri. Ébranlés, ils envoyèrent des gens au tombeau du Maure, et virent que dans le tombeau sa jambe avait été coupée et remplacée par l'autre. »[178]

7.3. Synthèse

Au bas Moyen-Âge l'information médicale et scientifique va circuler grâce aux incunables, mais sa diffusion resta limitée aux lettrés religieux. Les traductions : de grec en arabe ou de latin en d'arabe puis d'arabe en français rendirent difficiles l'immuabilité des concepts. Il faudra attendre le Concile de Latran puis les ordonnances royales du 13e siècle pour mettre fin à la confusion des idées et tenter de définir une pratique raisonnée ; la médecine opératoire en quittant le giron ecclésiastique a dû se réinventer.

[178] Jacques de Voragine. La légende dorée. Éd. Gallimard. Bibliothèque de la Pléiade. Paris, 2004, p.791-794

8. Conclusion

L'histoire de la médecine opératoire nous montre qu'au départ, elle fut principalement un acte thérapeutique. Certes, au travers de la pensée hippocratique et des travaux de Celse, la médecine opératoire a cherché à se dégager d'une vision réductrice, uniquement technique. Cependant, la pensée galénique dominante a limité pendant plus de dix siècles le champ du savoir au raisonnable et a cantonné à l'action essentiellement aux clercs. Le passage d'une médecine opératoire à un concept plus vaste (joignant l'homme et la technique) date en France d'Henri de Mondeville qui plaida pour une chirurgie basée sur Dieu, la justice, la raison et l'instruction.

L'histoire de la chirurgie remonte aux premiers écrits connus de la médecine opératoire. En affranchissant la médecine opératoire de toutes actions thaumaturgiques et en la subordonnant à une législation, ils témoignent des interactions entre le corps et la culture. Cette association, droit et médecine, apparaît au cours des siècles comme une constante. Je distingue trois périodes :

- L'époque mésopotamienne où le Code d'Hammourabi stipule les sanctions auxquelles s'expose le médecin ;
- La période hippocratique, qui a défini un code de bonne conduite ;
- La période du bas Moyen Âge qui a permis l'émergence d'un droit professionnel.

Pour Hammourabi, mieux vaut un corps malade qu'un corps invalidé par le médecin. Le codex plaide pour un droit à l'intégrité corporelle, même malade. Le Code d'Hammourabi, en intégrant l'activité de la médecine opératoire, l'a mise hors du champ d'action de la mythologie, des devins et autres magiciens. En soumettant uniquement la catégorie des médecins opératoires à son code, le roi de Babylone a ancré l'histoire des chirurgiens dans le respect du corps.

Deux mille ans plus tard, les médecins hippocratiques se référèrent à un code régissant des règles de bonne conduite, le serment d'Hippocrate. Ce code, en cantonnant le patient dans une utopie chirurgicale (une guérison sans douleur et si possible sans séquelles), s'affranchit du code législatif des Mésopotamiens. Il libère le médecin. On peut dire qu'avec Hippocrate, la pensée prend le pas sur l'action, on assiste à la naissance d'un concept[179] ; cette idée est argumentée par Platon dans un dialogue entre Socrate et Phèdre :

« Socrate

Sans doute en va-t-il de même pour la médecine et pour la rhétorique

Phèdre

Comment cela ?

Socrate

Dans l'un et l'autre cas, on doit procéder à l'analyse d'une nature : celle du corps dans le premier cas, et celle de l'âme dans le second, si l'on souhaite ne pas en rester à la routine et au savoir – faire, mais recourir à l'art pour, d'une part,

---

[179] On rejoint ici la naissance du concept par Platon, Roger-Pol Droit écrit : « Il a entrevu la naissance d'un autre ordre –stable, fixe, indépendant des appétits, inclinations et rapports de force. Ce monde de la vérité, il a saisi qu'on peut l'atteindre par la pensée. La voie pour y parvenir passe par les concepts. Platon. Le monde de la philosophie. Flammarion. Paris, 2008, p.X

administrer au corps remède et nourriture, en vue de faire naître en lui santé et vigueur, et pour, d'autre part, proposer à l'âme discours pratiques conformes aux usages et ainsi lui communiquer la conviction et la vertu que l'on souhaite.

Phèdre

Il est pour le moins vraisemblable, Socrate, qu'il en va ainsi.

Socrate

Mais la nature de l'âme, crois-tu qu'il est possible de la concevoir de façon satisfaisant sans connaître la nature de l'univers ?

Phèdre

En tout cas, il a raison. Pourtant, s'il faut en croire Hippocrate, qui est un descendant d'Asclépios, on ne peut même pas traiter un corps sans avoir recours à cette méthode. »[180]

En définissant le raisonnable dans la médecine opératoire, Galien a permis aux religions monothéistes d'envisager une médecine opératoire minimaliste, se basant sur les valeurs morales et la notion du respect humain. L'idée galénique du corps va perdurer pendant sept siècles ; en fixant un corps physique sans droit elle ancra le médecin opératoire dans le

---

[180] Cette réflexion et la citation du Phèdre dans la naissance du concept hippocratique sont personnelles. Pour résumer si la médecine veut échapper à sa routine matérielle elle se doit d'être réflexive. C'est en analysant la conception du geste chirurgical que la médecine opératoire peut se développer sous forme de concept. Répétons avec Jean-Paul Dumont que : « La science naît lorsque Anaxagore relie causalement à la possession des deux mains et à la stature droite de l'homme son aptitude à penser » J.-P. Dumont. Les Présocratiques. Ed. Gallimard, Bibliothèque La Pléiade. 1988, p. Xi-Xii.

domaine de l'impéritie, elle limita le développement de la médecine opératoire.

Au bas Moyen-Âge, face à l'immortalité de l'âme grâce aux médecins arabes la médecine va enfanter la médecine opératoire dans la douleur. Le corps rebondit, il quitte le domaine moral où l'avait enfermé Galien. Il pénètre l'âme ; cette reconnaissance va conduire les instances ecclésiastiques à une impasse morale. Comment justifier une agression physique sans renier les valeurs de l'eucharistie ? La médecine opératoire va répondre aux interrogations du corps et de l'âme, en se construisant autour d'une vision religieuse à l'image de ses deux patrons, Saint Côme et Saint Damien. Elle va se dégager de règles uniquement techniques pour inclure une compréhension du monde, corps et âme sont mis au même niveau, c'est le symbolisme de *l'union sacrée* contre la maladie.

Cependant, même si l'église permit l'émergence du concept chirurgical l'idée même de son fondement, qui pour Saint Paul était basée sur la foi, l'espérance et la charité, renvoyait les chirurgiens à une certaine inhumanité. Comment quitter la technicité ou l'église avait enfermé la médecine opératoire ? Comment pénétrer le corps sans avoir accès à son âme ? Comment, concilier l'individu et une pensée religieuse par définition universelle ? Comment répondre à la difficile équation de la souffrance personnelle et de la conscience collective[II]. La médecine opératoire communément appelée chirurgie à partir du haut Moyen-âge a dû répondre à ces interrogations …

Remerciements :

A Claudie, Nicolas, Camille et Emmanuel pour leur amour et leur patience ...

Table des matières

Préface (Dominique Le Nen) 7

Avant-propos 11

1. Le Code d'Hammourabi 13
1.1. Le code 13
1.2. La maladie 17
1.3. Synthèse 19

2. La médecine égyptienne 23
2.1. Le papyrus de Smith 23
2.1.1. Les cas cliniques 24
2.1.2. Thérapeutique magique 28
2.2. Le papyrus d'Ebers 29
2.2.1. Les cas cliniques 30
2.2.2. Les références magiques… 33
2.2.3. Les barbiers et *l'homme-hemen* 34
2.3. Synthèse 35

3. Hippocrate et le corpus hippocratique 39
3.1. Émergence 39
3.2. L'épopée homérique 40
3.3. Les écoles grecques de Cnide et de Cos 43
3.4. Médecine opératoire 45
3.5. Notion d'organe 46
3.6. Synthèse 52

4. Celse et Pline 53
4.1. *Manu curet.* Problème de définition 53
4.2. *Chirurgi* et *chirurgus* 59
4.3. Pline : Un historien contemporain 61
4.4. Synthèse 64

5. Galien...67
5.1. Concept finaliste 67
5.2. Savoir médical...71
5.3. Médecine opératoire et chirurgie 75
5.4. Synthèse 79

6. La médecine opératoire arabe...83
6.1. L'école d'Alexandrie 83
6.2. Albucasis 85
6.3. Synthèse 87

7. Le bas Moyen Âge 89
7.1 *Cirurgien*...89
7.2 Les clercs..91
7.3 Synthèse 96

8. Conclusion 97

Remerciements 101

Table des matières 103

I : La main : forme ou fonction 105
II : Chirurgie : la tentation dionysiaque 112

I La main : forme ou fonction

FREDERIC DUBRANA

J'avais écrit ce texte il y a 20 ans, une réflexion de jeunesse, bien avant de connaître Jean Gayon mon directeur de thèse de philosophie des sciences (Dubrana, 2009), son décès récent (2018) m'oblige à ce court résumé d'introduction et de mémoire. Jean Gayon fut Professeur d'histoire et de philosophie des sciences à l'université Paris 1 – Panthéon-Sorbonne et ancien directeur de l'Institut d'histoire et de philosophie des sciences et des techniques (IHPST) du CNRS. Une partie de son travail est la place qu'il a accordé à l'histoire des sciences, dans le champ du savoir, ainsi les réflexions des présocratiques sur la forme et la fonction que les modernes décrivent comme l'opposition structuralisme et fonctionnalisme peut sembler une réflexion d'arrière-garde, mais au vu de l'œuvre de Jean Gayon elles font partie du champ du savoir :

« De la manière la plus générale, il nous a montré combien les notions fondamentales de la biologie aujourd'hui l'espèce, l'hérédité, la sélection naturelle, la "fitness", l'adaptation, la fonction — sont faussement simples : elles résultent d'une complexe accumulation historique de significations, elles incorporent des controverses scientifiques multiples et parfois mal résolues, et elles peuvent éclairer autant que réactiver des questions métaphysiques dont les philosophes débattent depuis des lustres. » (Huneman Philippe, 2018)

Pour tous ceux qui ont la volonté ou la curiosité de dépasser mes quelques lignes, il faut lire l'ouvrage de Jean Gayon et d'Armand de Ricqlès : *Les Fonctions : Des organismes aux artéfacts.* Il faut pour éclairer les interrogations que soulevèrent les présocratiques, l'aborder avec calme, le lire et relire en prenant le temps de la compréhension.

Introduction

La main a inspiré les philosophes de l'antiquité, Empédocle et Anaxagore s'en sont servis comme un symbole ; pour ces auteurs présocratiques, la main est première et grâce à ses qualités elle favorise l'éclosion de la raison. Plus tard, Aristote et Galien ont critiqué Empédocle et Anaxagore et ont utilisé l'image de la main pour développer une théorie finaliste où la génération est à l'origine des organes.

Les auteurs présocratiques que nous allons découvrir sont à l'origine de la science humaine, cette science naissante qui tentait progressivement de s'affranchir des mythes va placer la main au centre de sa démarche. On peut dire avec Jean-Paul Dumont que la science naît lorsque Anaxagore relie causalement à la possession des deux mains et à la stature droite de l'homme son aptitude à penser (Dumont, 1988). Cette recherche d'une rationalité causale, c'est la découverte de la philosophie au sens large, selon la définition de René Descartes : J'aurai voulu premièrement expliquer ce que c'est la Philosophie, en commençant par les choses les plus vulgaires…, une parfaite connaissance de toutes les choses que l'homme peut savoir, tant pour la conduite de sa vie que pour la conservation de sa santé, et l'invention de tous les arts… (Descartes, 1647). Ainsi, la naissance de la science il y a 2500 ans est une réponse à une question philosophique ; c'est en réfléchissant au Comment-Pourquoi que des philosophes ont élaboré une réponse dont la main fut un maillon essentiel.

EMPEDOCLE

Empédocle philosophe et médecin a écrit deux poèmes, l'un Sur la nature, l'autre de caractère religieux, intitulé Purification. Il vivait à Agrigente, ville prospère non loin de l'Etna, il naquit vers 490 av. J.-C. Sa pensée fut originale, car elle était la première tentative d'une description de l'évolution des lignées animales et végétales. Pour Empédocle, le corps était un assemblage d'organes lié au hasard ; ces organes furent formés par le mélange de quatre éléments originels : le feu, l'eau, l'air et la terre. Empédocle a utilisé une description anthropomorphique** pour décrire les forces agissantes au niveau des éléments originels ; l'union est représentée par l'amitié ou l'amour et la séparation par la haine ou la discorde. Le mélange de ces éléments a abouti suivant les proportions à l'apparition d'organes libres. Empédocle a étayé sa démonstration en se servant de deux caractères spécifiques à l'homme :

« la tête, symbole de la raison et le membre supérieur, symbole de la main : D'elle poussaient nombreuses têtes, mais sans cou. Erraient des bras nus et dépourvus d'épaules, et des yeux flottaient non amarrés au front. » (Aristote, Traité du ciel).

Les organes s'assemblèrent, formant au début des créatures zoomorphes :

« aux pieds tournés, incapables de marcher, mais pourvus d'innombrables mains, d'autres à double visage et à double poitrine, des bovins à figure d'hommes et des humains à tête de bœufs... » (Empédocle, traduit et annoté par Robin, 1926)

Platon a précisé que c'est un hasard adaptatif qui fut responsable de l'apparition des nouvelles formes de vie : « selon une nécessité réduite au hasard qui a engendré alors…, tous les vivants ainsi que les plantes » (Platon, Les lois). Cette vision fantasmagorique de la création ou les organes sont à l'origine de la génération a été récusée par Aristote. Il pensait au contraire que la génération est à l'origine des organes …

« c'est parce que la maison est telle chose qu'elle est produite de telle manière. Car la genèse est en raison de la réalité et non la réalité en raison de la genèse. » (Aristote, Parties des animaux).

À travers l'œuvre d'Empédocle, apparaît de manière explicite pour la première fois, l'idée d'une transformation évolutive s'appuyant sur la symbolique de la main. Elle peut être considérée, à la base de la théorie de la transformation de Lamarck* et de la sélection naturelle de Darwin** :

« Empédocle pensait que les premières générations d'animaux et de plantes n'étaient pas achevées, mais étaient formées de membres disjoints et séparés les uns des autres ; les secondes, issues de la réunion de ces membres, ressemblaient à des créatures imaginaires ; la troisième était la génération de formes à la nature achevée, et la quatrième ne provenait plus de substances homogènes telles que la terre et l'eau, mais de l'entremêlement… et les différentes espèces d'animaux se distinguaient entre elles par la qualité du mélange en eux… » (Aétius, Opinions).

Ainsi, la théorie spéculative d'Empédocle a tenté d'expliquer le Comment de la création, en utilisant notamment le membre supérieur comme un symbole fort de notre humanité.

ANAXAGORE

Anaxagore, élève d'Empédocle est né vers l'an 500 à Clazomènes. Il fut le premier penseur à réfléchir sur l'infini, l'infiniment grand et l'infiniment petit. Il pensait que tout existe en tout et que la matière est formée de petites particules, car rien ne saurait naître du néant. En décrivant un monde infini dans le temps et dans l'espace — un monde qui a toujours été et qui sera toujours — il n'y a pas de place dans la pensée d'Anaxagore pour un commencement et une fin. Cette idée entraîne de facto l'abandon d'une théorie finaliste, car l'univers est invariant, Aétius écrit : « Anaxagore, Démocrite et les stoïciens disent que la fortune est une cause invisible à la raison humaine. En effet, les choses se produisent soit par nécessité, soit par destin, soit par choix volontaire, soit par fortune, soit par hasard. » (Aétius, Opinions). Cette absence de finalité a été décriée par Aristote qui va critiquer les théories d'Anaxagore, en portant le débat sur un élément philosophique d'importance — car il est le propre de l'homme — la fonction de la main. Pour Anaxagore les mains permettent à l'homme d'être sage, au contraire pour Aristote l'homme a reçu des mains parce qu'il est sage :

« Anaxagore dit que l'homme est le plus raisonnable des animaux parce qu'il a des mains. Mais il est plus logique de penser que c'est parce qu'il est le plus raisonnable qu'il a reçu des mains, car les mains sont des outils, et la nature dispense toujours à chacun, comme le ferait un homme raisonnable, ce dont il est capable de se servir. » (Aristote, Parties des Animaux). Pour Aristote, la main est considérée comme un outil au service de l'homme. Elle n'est pas un organe avec une fonction propre, elle est un outil au service de l'homme. Michel Sakka écrit :

« Certains auteurs traduisent organon par organe, je pense préférable de parler d'outil ou instrument et le concept d'organe ne semble pas exister dans son sens actuel chez Aristote. » (Sakka, 1999).

Dans la pensée aristotélicienne, la nature formelle a plus d'importance que la nature matérielle, l'âme prend le pas sur la

matière : Ce n'est pas, en effet, la main, absolument parlant, qui est une partie de l'homme, mais seulement la main capable d'accomplir son travail, donc la main animée ; inanimée, elle n'est pas une partie de l'homme (Aristote, Métaphysique). Dix siècles plus tard, Galien va aussi s'opposer à la thèse d'Anaxagore :
« Ainsi l'homme est le plus sage de tous les animaux, ainsi les mains sont des instruments qui conviennent à un être sage, car l'homme n'est pas le plus sage des animaux parce qu'il a des mains, comme le dit Anaxagore, mais il a des mains parce qu'il est le plus sage comme le proclame Aristote... En effet, ce n'est pas par ses mains, mais par sa raison, que l'homme a appris les arts : les mains sont un instrument, comme la lyre pour le musicien, comme la tenaille pour le forgeron... » (Galien, De l'usage des parties).
Galien pensait que la fonction est première par rapport à l'organe ; c'est la fonction qui justifie l'existence et la structure de chaque organe fabriqué par le Créateur. La vie n'est finalement que l'expression finaliste de la volonté créatrice. Dans son livre De l'utilité des parties du corps humain, la description anatomique, fonctionnelle et philosophique de la main occupe plus de 100 pages sur les 700 consacrées au corps humain. Ce traité se résume dans cette sentence d'Aristote cité par Daremberg : Que la nature ne fait rien en vain (Daremberg, 1864). Galien au début de son traité a précisé l'importance philosophique de la main. En voici quelques extraits :
« À l'homme, animal doué de sagesse... elle a donné pour toute arme défensive les mains, instrument nécessaire pour exercer toute espèce d'industrie ... Mais le lion est plus rapide que l'homme. Qu'est-ce que cela fait ? Puisque l'homme a dompté par sa sagesse et avec ses mains le cheval qui est plus rapide que le lion... Avec les mains l'homme... confectionne une nasse, un filet, un réseau ; par conséquent il est le maître, non seulement des animaux qui vivent sur la terre, mais de ceux qui sont dans la mer, ou dans les airs. Telle est l'arme que l'homme trouve en ses mains pour se défendre. Mais l'homme, fait pour la paix aussi bien que pour la guerre, avec les mains écrit les lois... » (Galien, De l'usage des parties).
Cette vision ou la création n'est justifiable qu'en fonction de la finalité, est à l'opposé de la pensée d'Anaxagore, car sa conception

de l'homme était différente. Pour Anaxagore la main est première et grâce à ses qualités elle favorise l'éclosion de la raison.

CONCLUSION

La réflexion philosophique sur la forme et la fonction de la main a précédé la connaissance anatomique et sémiologique. Il fut plus facile pour les anciens de s'interroger sur des questions philosophiques portant sur la primauté entre forme et fonction, que de découvrir l'anatomie et la sémiologie. Il peut sembler paradoxal que des supputations et des découvertes scientifiques soient des réponses à des interrogations philosophiques, mais c'est en réfléchissant au Comment que des philosophes ont élaboré une réponse dont la main fut un maillon essentiel.

Bibliographie

– Aetius. Opinions, I, Xxix, 7. Dumont J P, 1988. Les Présocratiques. Ed. Gallimard, Bibliothèque La Pléiade : 648.

– Aetius. Opinions, V, Xix, 5. Traduction Kirk G S Et Al., 1995, Les Philosophes Présocratiques : 325-326.

– Aristote. Métaphysique. Z, 11, 1036 B. Traduction Tricot J, Paris, Vrin, 1981 : X.

– Aristote. Traité Du Ciel, Iii, Ii, 300 B 25, Traduction Dumont J P, 1988. Les Présocratiques. Ed. Gallimard, Bibliothèque La Pléiade : 396.

– Aristote. Parties Des Animaux, Iv, X, 687, A7. Dumont J P, 1988. Les Présocratiques. Ed. Gallimard, Bibliothèque La Pléiade : 666.

– Aristote. Partie Des Animaux. Traduction J.M Le Blond, Paris, Gf Flammarion, 1995 : 40.

– Aristote. Parties Des Animaux, I, 640 A18. Traduction J.-M. Le Blond, 1995, Gf Flammarion : 40.

– Daremberg C. Œuvres : Anatomiques, Physiologiques Et Médicales De Galien,
Paris, Ed. J.B. Baillière, 1864 : Ix.

– Descartes R (1647). Lettre-Préface Des Principes De La Philosophie. Gf-Flammarion, Rééd., 1996 : 54.

– Dubrana F. Signification Du Corps En Chirurgie. Thèse De Doctorat. ANRT : 63 142. BU : 09PA010595 - 502 Pages - ISBN : 9 782 729 581 619

– Dumont J P, 1988. Les Présocratiques. Ed. Gallimard, Bibliothèque La Pléiade : Xi-Xii.
– Galien. De L'usage Des Parties, I, 3, Traduction Ch. Daremberg, 1864, Paris, Ed. J.B. Baillière : 114.
– Galien. De L'usage Des Parties, I, 2. Traduction Ch. Daremberg, Paris, Ed. J.B. Baillière, 1864 : 112-113.
– Huneman Philippe. « Jean Gayon (1949-2018) », Revue D'histoire Des Sciences, 2018/2 (Tome 71), P. 311-317. Https://Www.Cairn.Info/Revue-D-Histoire-Des-Sciences-2018-2-Page-311.Htm
– Platon. Les Lois, X, 8896. Traduction Dumont J P, 1988. Les Présocratiques. Ed. Gallimard, Bibliothèque La Pléiade : 345.
– Robin L. La Pensée Grecque. Ed. Albin Michel, 1926 : 128.
– Sakka M. Homme, Société, Evolution. Ed. Archives Contemporaines, 1999 : 29.
– Tort P. Dictionnaire Du Darwinisme Et De L'evolution. Paris, Puf, 1996 : 1660.
– Tort P. Dictionnaire Du Darwinisme Et De L'evolution. Paris, Puf, 1996 : 4318.

II Chirurgie : la tentation dionysiaque

Frédéric Dubrana
Service Orthopédie CHU Cavale Blanche
29200 Brest

La chirurgie en intervenant sur le corps de l'homme porte l'espoir de guérison et souvent une vaine espérance de régénérescence. Le mythe de Dionysos exprime cet improbable espoir morphogénétique. La thématique dionysiaque conduit à s'intéresser à ce que l'on pourrait appeler la régénérescence du corps. Ce mythe correspond à une aspiration moderne et les participants au sommet de la longévité organisé à Manhattan Beach, Californie, l'affirment si vous avez moins de 30 ans, il est probable que vous serez en mesure de vivre aussi longtemps que vous le souhaitez ; sauf les accidents et les guerres, vous avez des siècles de vie en bonne santé devant vous.

Le mythe

Mais qui est Dyonisos ? Dans la mythologie, Dionysos est le fils de Zeus et de Sémélé la fille du fondateur de Thèbes, le roi Cadmos. Héra la femme de Zeus jalouse de la grossesse de Sémélé prend les traits de sa nourrice pour lui conseiller de contempler Zeus dans toute sa splendeur. En voyant son procréateur qui apparaît avec sa foudre et ses éclairs, Sémélé est foudroyée. Pour sauver son fils, Zeus le tire du ventre de sa mère et, s'entaillant la cuisse, y coud l'enfant pour mener sa gestation à terme. Mais, Héra ne se contente pas de la mort de Sémélé, elle demande aux Titans de se débarrasser du nouveau-né.

C'est alors que Rhéa la mère de Zeus (mère de la terre) sauve Dionysos : en un miracle, elle recolle les bouts du petit. Un autre mythe raconte le meurtre du jeune Dionysos par les Titans, sous la forme d'un sacrifice sanglant puisque les chairs de l'enfant sont d'abord bouillies avant d'être passées à la broche. Les Titans, qui ont goûté de cette cuisine monstrueuse, sont foudroyés par Zeus, et de leurs cendres vont naître les premiers hommes. En sorte que la nature de chaque homme comporte de façon héréditaire, une double ascendance, titanique et dionysiaque. Chacun d'entre nous détient une parcelle précieuse sauvée du corps de Dionysos enfouie dans la masse héritée des Titans

L'interprétation

À travers le mythe de Dionysos s'exprime la double origine des hommes et l'improbable espoir de régénérescence. La chirurgie en intervenant sur le corps de l'homme souligne cette dualité. Elle porte en elle la complexité de sa double origine, élaboration divine et réalité humaine. Le chirurgien, en agissant comme Zeus sur le corps humain, est porteur de l'espoir de régénérescence de notre ascendance titanique. Mais la différence entre cicatrisation et régénérescence est de taille. La cicatrisation c'est la fermeture d'une plaie par un tissu conjonctif fibreux néoformé, qui constitue la cicatrice proprement dite, la cicatrice ne restaure que la masse et la fonction d'un tissu, non la forme de l'organe lésé ; c'est une hyperplasie régénératrice, un bourgeon une excroissance tissulaire. La régénération c'est autre chose, à la fois la restauration de la fonction et de la forme d'un organe lésé. La tentation dionysiaque c'est de croire que la chirurgie est régénératrice, c'est d'espérer un improbable espoir de morphogénèse. On trouve çà et là des discours chirurgicaux des justifications médicales ou l'acte peut être interprété comme une deuxième morphogenèse.

Celse exigeait que les chirurgiens soient jeunes, adroits, avec une vision pénétrante, relativement insensibles, obsédés du but et possédant des connaissances universelles :

« Il faut que le chirurgien soit jeune et/ou voisin encore de la jeunesse ; il doit avoir la main exercée, ferme jamais tremblante et se servir aussi facilement de la gauche que de la droite ; sa vue sera nette et perçante, son cœur inaccessible à la crainte ; et, dans sa pitié se proposant avant tout de guérir le malade, loin de se laisser ébranler par ses cris au point de montrer plus de précipitation que le cas ne l'exige ou de couper moins qu'il ne faut, il règlera son opération comme si les plaintes du patient n'arrivaient pas jusqu'à lui. Mais on demandera peut-être quelles sont les attributions réelles de la chirurgie, puisque ceux qui la cultivent réclament pour elle le traitement des plaies et des blessures que j'ai cru devoir exposer ailleurs. J'admets quant à moi que le même homme peut embrasser la science dans son ensemble, et malgré les divisions établies, j'applaudis à celui qui se rapproche le plus de l'universalité. »

En 1175, Chrétien de Troyes (113?-1183) emploie pour la première fois le mot cirugïens [en vieux français] dans le Roman Lancelot de la Charrette :

« Et prant cheval molt fort et buen
Et beles armes, ses anvoie
Celui an cui bien les anploie.
Iluec fu uns cirugïens
Qui molt estoit boens crestïens;
El monde plus leal n'avoit,
Et de plaies garir savoit
Plus que tuit cil de Monpellier
Cil fist la nuit au chevalier
Tant de bien con feire li sot,
Car li rois comandé li ot.
Alors il prend un destrier beau et fort,
Qu'il envoie ainsi que de belles armes
À celui qui est digne de tels dons.
Là se trouvait un chirurgien,
Un fort bon chrétien,
Au monde il n'y avait pas plus loyal que lui.
Il savait mieux guérir les plaies
Que tous ceux (médecins) de Montpellier.
Cette nuit-là il soigna le Chevalier
Au mieux qu'il put,
Car le roi l'avait commandé. »

L'utilisation de cirugïens dans le cadre d'une épopée épique a aussi valeur de symbole, traduisant la reconnaissance usuelle d'une fonction sociale dans le langage parlé. Par son art, le chirurgien guérit une plaie envoûtée provoquée par une déesse ; une plaie que les meilleurs des médecins faisant et défaisant chaque jour (leurs ouvrages) sont incapables de guérir. Les allusions à l'épopée homérique d'Ulysse sont nombreuses ; c'est en bravant une malédiction divine que le chirurgien permet de guérir une maladie qui, tel le tonneau des Danaïdes, semble sans fin. La comparaison avec le roi d'Ithaque place haut l'art chirurgical. Cependant, cette historique et flatteuse déification opposant un chirurgien déifié à un médecin impuissant est à l'origine de l'une des problématiques de la chirurgie moderne ! En déifiant le cirugïens, Chrétien de Troyes l'oppose aux médecins.

On trouve 150 ans plus tard, chez Henri de Mondeville, la persistance d'un chirurgien faiseur de miracle, un thaumaturge. Pour Mondeville le chirurgien, en réalisant des miracles, ne s'oppose pas à Dieu, car il est l'instrument de Dieu et les mirabilia et miracula parsèment son texte. Les miracles de Mondeville sont accomplis par l'homme de l'art à travers la volonté de Dieu :

« Que donc le chirurgien, dans ses opérations, ait Dieu devant les yeux et Dieu l'éclairera au moment du besoin. »

« Et comme on a dit plus haut que notre Sauveur, le Seigneur Jésus-Christ en exerçant de ses propres mains l'office du chirurgien a voulu honorer les chirurgiens, de même le Prince sérénissime roi de France les honore eux et leur état, lui qui guérit les scrofules par le seul toucher.»

Dans le roman de Lancelot, l'idée d'une guérison miraculeuse est illustrée par l'utilisation du Saint Graal. Un chevalier guérit le roi Amfortas en appliquant le Saint Graal sur sa blessure. Les chirurgiens s'ennoblissent d'une faculté messianique et royale, le pouvoir des écuelles ; certes, ils soignent, mais dans l'unité de la foi et de la raison. La raison, c'est le traitement. Sans lui rien ne se peut, il est une construction intellectuelle scientifique (le plus souvent empirique). La foi, c'est la guérison. Ce miracle perpétuellement renouvelé dont le fondement échappe à la compréhension. On rejoint la célèbre maxime d'Ambroise Paré : « Je le pansay, Dieu le guérit » ou celle de Roger de Parme (Roegerii) qui en 1288 commence ainsi son livre Practica : « Au commencement de cest livre, prions Dieu. »

Cette description se rapproche d'un vieux proverbe français, selon lequel un jeune médecin a des gestes plus précis qu'un homme âgé : « Vieil médecin et jeune barbier (chirurgien). » L'idée d'un chirurgien divinisé a persisté et, dans une période d'euphorie médicale, un professeur américain écrivait au début du 20e siècle [1905] :

« Il n'y a pas de science qui demande autant de contrôle, de patience et de courage que la chirurgie, aucune ne demande autant de self contrôle, de volonté, et de détermination humaine, ce sont les vieilles qualités puritaines qui ressortent chez les chirurgiens américains, qui maintenant demandent l'admiration, du monde civilisé. »

Prenons deux exemples pour expliciter notre propos, une citation de Paul Valery et le calembour de Meyer.

Paul Valéry (1871-1945)
Paul Valéry fut l'ami du Secrétaire général du congrès de Chirurgie, Henri Mondor (1885-1962). À ce titre, il a été invité le 17 octobre 1938 à prononcer un discours dans l'amphithéâtre de la Faculté de Médecine de Paris en tant que président d'honneur. Le texte Discours aux chirurgiens a été publié en 1938 par les éditions Gallimard :
« Je pense, songe quelquefois à toutes les virtualités que votre journée de travail doit tenir disponibles en vous, prêtes à passer de la puissance à l'acte, du problème inattendu à la décision, de la décision à l'exécution, sous-pression de temps, sous pression morale, et parfois sociale, et parfois sentimentale. Puis l'action même : le cas particulier se substituant sous vos yeux, par vos mains, au type didactique :
… Tout ceci demande un si riche recueil de facultés, une mémoire si prompte et si pleine, une science si sûre, un caractère si soutenu, une présence d'esprit si vive, une résistance physique, une acuité sensorielle, une précision des gestes si peu commune, que la coïncidence de tant de ressources distinctes, dans un individu, fait du chirurgien un cas tout à fait peu probable à observer, et contre l'existence duquel il serait prudent de parier.
Et cependant, MESSIEURS, vous êtes… »
Ainsi dans la plume de Paul Valery le chirurgien est déifié, certes son ami Henri Mondor, avec qui Paul Valery tenait une correspondance, fut un personnage hors norme, chirurgien de talent, écrivain élu à l'Académie française au fauteuil de son ami Paul Valéry. Cette vision défiante est fausse. Non ! Paul Valéry ne pouvait pas juger un acte qu'il ne comprenait peut-être pas, car il n'a pas prêté le serment d'Hippocrate. Il fut obnubilé par le côté technique, oubliant doublement l'origine et la naissance des actes, c'est à dire, l'humanité et la subjectivité intelligente. Ce qu'il manque à Valéry, c'est la connaissance intrinsèque de l'acte, née du doute et de la responsabilité qu'engendre chaque geste chirurgical. Opérer, ce n'est pas un geste mécanique, c'est un choix humain qui, contrairement à ce que l'on pense, est unique au moment de sa décision. Un choix dont les conséquences morales et physiques

sont fortes. Tous les chirurgiens ont connu ou connaîtront l'angoisse de la situation où tout s'échappe, où la théorie ne peut plus rien et où le corps malade n'obéit plus. Faire un choix reste à ce moment une expérience porteuse d'espoir et de vie. Cette décision reste personnelle, il n'y a pas de place à la déification, opérer c'est souffrir et s'engager. L'acte chirurgical est toujours individuel dans ce corps à corps entre le thérapeute et le patient ! L'introduction de l'humain en chirurgie ne laisse pas de place aux textes encenseurs qui en introduisant inconsciemment un loup dans la bergerie, la déification, place le chirurgien sur un piédestal évanescent et inconsciemment introduit l'idée de la régénérescence.

Le calembour de Meyer
« Quelle différence entre Dieu et un chirurgien ?
Réponse : Dieu lui, au moins, ne se prend pas pour un chirurgien. »
Cette indistinction entre action humaine et intervention divine est l'une des plus fréquentes ; son fondement est porté par une vision sociétale d'un chirurgien omniscient. Accorder au chirurgien un pouvoir qu'il n'a pas et qu'il ne revendique pas, c'est, au travers des galéjades répondre à l'immanence-transcendance en quittant le domaine du savoir pour celui de la croyance. Pour Emmanuel Kant (1724-1804), il faut tracer :
« Une frontière claire et nette entre les disciplines scientifiques et les spéculations métaphysiques. Ce qui est scientifique relève d'un domaine d'expérience. Ce qui est métaphysique relève de la croyance et non pas du savoir. »
« En ce qui concerne le concept, en usage dans les écoles, de concours ou de coopération (concursus) divin à un effet dans le monde sensible, il doit être abandonné. Car vouloir accoupler deux éléments hétérogènes (gryphées jungere equis) et faire compléter celui qui est lui-même la cause complète des changements du monde par sa propre Providence déterminante dans le cours du monde (qui aurait dû par conséquent être déficiente), par exemple dire que, après Dieu, le médecin a rétabli le malade, par conséquent était présent comme assistant, est premièrement contradictoire en soi. Car causa solitaria non juvat. Dieu est l'auteur du médecin comme de tous ses remèdes, et, si l'on veut remonter jusqu'au fondement originaire suprême et incompréhensible théoriquement pour nous, il faut lui attribuer l'effet en totalité. Ou bien on peut

également l'attribuer en totalité au médecin, si nous replaçons cet événement dans la chaîne des causes du monde et l'expliquons d'après l'ordre de la nature. Deuxièmement, une telle manière de penser prive également de tous les principes déterminés pour juger un effet. Mais, dans un dessein moral-pratique (qui, par conséquent, est entièrement dirigé vers le suprasensible), par exemple, dans la croyance que Dieu viendra combler, également par des moyens incompréhensibles pour nous, le manque de notre propre justice, à condition que notre intention ait été pure et que nous ne renoncions à aucun de nos efforts vers le bien, le concept du concursus divin convient tout à fait et est même nécessaire ; mais il va de soi que personne ne doit chercher à expliquer par là une bonne action (comme événement du monde), ce qui implique une prétendue connaissance théorique du suprasensible et est par conséquent absurde. »

À la lecture du texte de Kant, on peut expliquer la citation de Meyer de deux manières différentes :

- L'acte chirurgical est fait par Dieu, l'homme n'est que son intermédiaire. Le médecin ne se prend pas pour Dieu, car il est l'outil de Dieu, on ne doit pas confondre l'outil avec la main et l'intelligence qui l'anime. La différence entre l'outil et l'homme est peut-être la même qu'entre Dieu et l'homme ! Le chirurgien n'est pas Dieu, il est porté par Dieu.
- L'acte chirurgical est fait par un homme qui se situe dans la chaîne des causes du monde. Dieu n'intervient pas directement si ce n'est pas l'intermédiaire de sa création humaine. Le chirurgien n'est pas Dieu, il est le fils de Dieu, il est après Dieu et son action reste indépendante de son créateur.

La solution kantienne à ce dilemme est la suivante, le concursus suprasensible pour Kant ne doit pas et ne peut pas s'expliquer par la volonté d'une bonne action, serait elle-même médicale. Le chirurgien n'est pas Dieu, il œuvre de concert avec une omniprésence divine. Le principe du non-empiètement des magistères, bien défini au 20e siècle par Stephen Jay Gould :

« Je propose de résumer ce principe majeur de respect mutuel sans interférence - qui n'exclut pas un intensif dialogue entre les deux secteurs, chacun s'occupant d'une facette essentielle de l'existence humaine - en énonçant le principe de NOMA, non-empiètement des Magistères. »

Ainsi, le chirurgien n'est jamais un homme-dieu ; mais paradoxalement pour être efficace, il a besoin d'amour partageant avec ses patients une chose indicible et indescriptible l'échange médical ; l'espérance métaphysique ne doit pas justifier la croyance d'une régénérescence scientifique !

Conclusion : le débat immanence transcendance.
La chirurgie, par-delà les époques et la géographie, fut portée par une force créatrice, chaque expérimentation chirurgicale, chaque geste technique, par-delà l'acte médical a pu et peut sembler transcendantal. La dualité entre l'homme acteur, fils ou partie d'un dieu, et l'homme humain receveur place le corps de l'homme un dualisme particulier celui de l'immanence-transcendance. L'immanence se définit comme un principe selon lequel la finalité de l'être humain est contenue dans sa nature même, au contraire la transcendance est un principe qui se situe hors d'atteinte de l'expérience et de la pensée humaines. De ce questionnement découle l'une des problématiques actuelles de la chirurgie, la place de l'homme dans le dualisme immanence-transcendance, rejoignant en partie les interrogations philosophiques de Robert Misrahi :
« Le problème traditionnel de l'immanence et de la transcendance se pose aujourd'hui en terme de pouvoir et non plus de référence intellectuelle ou ontologique. Ce qui est en question, c'est la nature et l'étendue du pouvoir scientifique, politique, philosophique de l'humanité sur elle-même : peut-elle désespérer et s'abandonner à des forces supérieures et extérieures qui la détermineraient comme une chose ? »

Cette conception humaniste de la chirurgie, où : « l'homme est l'origine et le sens, le juge des valeurs et le terreau », ou la métaphysique est reléguée au concursus suprasensible est difficile à concevoir. Si l'on quitte l'immanence, le danger est partout. Il est porté par une chirurgie où l'individu disparaîtrait par rapport aux idées, où le devenir individuel serait estompé face au groupe, où l'économie deviendrait prioritaire, où le rêve remplacerait la réalité, où l'on oublierait que l'Homo sapiens est mortel et non régénérable. Ce fait incontournable ne doit pas être oublié si l'on veut se battre pour guérir heureux et espérer mourir en paix.

Bibliographie

- Celse. Traité de la médecine en huit livres. Trad. M. des Etangs. Ed. Firmin Didot. Paris, 1859.
- Cooter Roger, Pickstone John. Medecine in the 20th century. Ed. Harwood academic publishers. London, 2000,
- Kant Emmanuel. Vers la paix perpétuelle. Flammarion. Col. Le Monde de la Philosophie. Paris 2008.
- Laignel-Lavastine Paul-Marie. Histoire générale de la médecine, de la pharmacie, de l'art dentaire et de l'art vétérinaire. Ed. Albin Michel. Paris, 1936.
- Le Roux de Lincy. Le livre des proverbes des proverbes français. Ed. Adolphe Delahays. Paris, 1859.
- Pouchelle Marie-Christine. Corps et Chirurgie à l'apogée du Moyen Âge. Ed. Flammarion. Paris, 1983.
- Chrétien de Troyes. Le chevalier de la charrette : Lancelot. Ed. Bordas. Paris, 1989.
- Robert Misrahi. Immanence et Transcendance. Ed. Encyclopædia Universalis. Paris, 2008.
- Paul Valéry. Discours aux Chirurgiens. Ed. Gallimard. Paris, 1938.
- Roger-Pol Droit. Kant le réformateur. Ed. Flammarion : Col. Le Monde de la Philosophie. Paris, 2008.
- Werber Bernard. Le souffle des Dieux. Ed. Albin Michel. Paris, 2005

Structures éditoriales du groupe L'Harmattan

L'Harmattan Italie
Via degli Artisti, 15
10124 Torino
harmattan.italia@gmail.com

L'Harmattan Hongrie
Kossuth l. u. 14-16.
1053 Budapest
harmattan@harmattan.hu

L'Harmattan Sénégal
10 VDN en face Mermoz
BP 45034 Dakar-Fann
senharmattan@gmail.com

L'Harmattan Cameroun
TSINGA/FECAFOOT
BP 11486 Yaoundé
inkoukam@gmail.com

L'Harmattan Burkina Faso
Achille Somé – tengnule@hotmail.fr

L'Harmattan Guinée
Almamya, rue KA 028 OKB Agency
BP 3470 Conakry
harmattanguinee@yahoo.fr

L'Harmattan RDC
185, avenue Nyangwe
Commune de Lingwala – Kinshasa
matangilamusadila@yahoo.fr

L'Harmattan Congo
67, boulevard Denis-Sassou-N'Guesso
BP 2874 Brazzaville
harmattan.congo@yahoo.fr

L'Harmattan Mali
ACI 2000 - Immeuble Mgr Jean Marie Cisse
Bureau 10
BP 145 Bamako-Mali
mali@harmattan.fr

L'Harmattan Togo
Djidjole – Lomé
Maison Amela
face EPP BATOME
ddamela@aol.com

L'Harmattan Côte d'Ivoire
Résidence Karl – Cité des Arts
Abidjan-Cocody
03 BP 1588 Abidjan
espace_harmattan.ci@hotmail.fr

Nos librairies en France

Librairie internationale
16, rue des Écoles
75005 Paris
librairie.internationale@harmattan.fr
01 40 46 79 11
www.librairieharmattan.com

Librairie des savoirs
21, rue des Écoles
75005 Paris
librairie.sh@harmattan.fr
01 46 34 13 71
www.librairieharmattansh.com

Librairie Le Lucernaire
53, rue Notre-Dame-des-Champs
75006 Paris
librairie@lucernaire.fr
01 42 22 67 13

www.ingramcontent.com/pod-product-compliance
Lightning Source LLC
LaVergne TN
LVHW051107051026
849532LV00004BB/1469